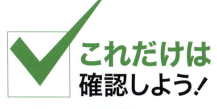

これだけは確認しよう！

経口抗がん薬チェックリスト

静岡県立静岡がんセンター薬剤部 編

南山堂

執筆者一覧

篠　　道弘	静岡県立静岡がんセンター薬剤部	薬剤長
佐藤　淳也	静岡県立静岡がんセンター薬剤部	主査薬剤師／がん専門薬剤師
石川　　寛	静岡県立静岡がんセンター薬剤部	専門主査薬剤師／がん専門薬剤師
安田　陽子	静岡県立静岡がんセンター薬剤部	主任薬剤師／がん専門薬剤師

執筆協力者

鴨志田　武	静岡県立静岡がんセンター薬剤部	患者支援部門	主査薬剤師
粂　　哲雄	静岡県立静岡がんセンター薬剤部	患者支援部門	主任薬剤師
梅坪　翔太	静岡県立静岡がんセンター薬剤部	患者支援部門	主任薬剤師
野村　光永	静岡県立静岡がんセンター薬剤部	患者支援部門	主任薬剤師

序

　がん化学療法は，主に注射抗がん薬を用いた多剤併用療法がレジメンやプロトコルと呼ばれ，専門家による審査委員会などで実施規定が定められていることが多い．そして，多くの医療機関において，外来点滴室のような専門部署で，経験豊富な医療者による手厚いケアのもと安全管理がなされている．しかし，治療内容が変わり，経口抗がん薬による治療になるとどうであろうか．経口抗がん薬の中には，初回から外来通院での治療となることもある．この処方時の病院薬剤師による安全管理は，手薄になることが少なくない．つまり，外来院内処方では，待ち時間に追われ，処方内容の確認や患者指導が行き届かないことが多い．さらに，院外処方になれば，病院薬剤師の手を離れ，検査値やカルテ閲覧のできない，保険薬局での安全管理に委ねられる．

　分子標的薬など多彩な作用機序の経口抗がん薬では，確認事項も非常に多い．その安全基準となるのは，適正使用ガイドや添付文書となるであろうが，たとえがん医療に精通した薬剤師であっても，詳細な投与基準を把握するのは困難である．そこで，本チェックリストは，経口抗がん薬の監査や調剤時に，安全性の観点で特にこれだけは確認してほしい基準を整理した．さらに，処方チェック時に有用な計算ツールなども合わせて紹介した．

　著者らの施設では，本チェックリストを，日々の調剤業務で使用している．このチェックリストをもとにした確認は，調剤業務への大きな負担にはなっていない．さらに，多くの疑義照会やプレアボイドがなされているのが実際である．現在では，このチェックリストなしには，安全な調剤ができないと感じている．このようなわれわれの経験が，経口抗がん薬治療を行う医療者の助けとなり，患者の安全な治療に寄与することを願って本書の出版に至ったことをお伝えしたい．

2019年2月

著者を代表して　佐藤　淳也

目 次

Chapter 1
経口抗がん薬チェックリスト 1

アイクルシグ®錠
ポナチニブ塩酸塩 ... 2

アグリリン®カプセル
アナグレリド塩酸塩水和物 ... 4

アフィニトール®錠
エベロリムス ... 6

アムノレイク®錠
タミバロテン ... 8

アリミデックス®錠
アナストロゾール ... 10

アルケラン®錠
メルファラン ... 12

アレセンサ®カプセル
アレクチニブ塩酸塩 ... 14

アロマシン®錠
エキセメスタン ... 16

イクスタンジ®錠, カプセル
エンザルタミド ... 18

イブランス®カプセル
パルボシクリブ ... 20

イムブルビカ®カプセル
イブルチニブ ... 22

イレッサ®錠
ゲフィチニブ ... 24

インライタ®錠
アキシチニブ ... 26

ヴォトリエント®錠
パゾパニブ塩酸塩 ... 28

エストラサイト®カプセル
エストラムスチンリン酸エステルナトリウム水和物 ... 30

塩酸プロカルバジンカプセル
プロカルバジン塩酸塩 ... 32

エンドキサン®錠
シクロホスファミド ... 34

オダイン®錠
フルタミド ... 36

オペプリム®
ミトタンカプセル ... 38

カソデックス®錠, OD錠
ビカルタミド ... 40

カプレルサ®錠
バンデタニブ ... 42

グリベック®錠
イマチニブメシル酸塩 ... 44

ザイティガ®錠
アビラテロン酢酸エステル ... 46

ザーコリ®カプセル
クリゾチニブ ... 48

サレド®カプセル
サリドマイド ... 50

ジオトリフ®錠
アファチニブマレイン酸塩 ... 52

ジカディア®カプセル
セリチニブ ... 54

ジャカビ®錠
ルキソリチニブリン酸塩 ... 56

スタラシド®カプセル
シタラビン オクホスファート水和物 ... 58

スチバーガ®錠
レゴラフェニブ ... 60

スーテント®カプセル
スニチニブリンゴ酸塩 ... 62

スプリセル®錠
ダサチニブ ... 66

ゼルボラフ®錠
ベムラフェニブ ... 68

ゼローダ®錠
カペシタビン ... 70

ゾスパタ®錠
ギルテリチニブフマル酸塩 ... 74

目次

ゾリンザ®カプセル ボリノスタット	76
タイケルブ®錠 ラパチニブトシル酸塩水和物	78
タグリッソ®錠 オシメルチニブメシル酸塩	80
タシグナ®カプセル ニロチニブ塩酸塩水和物	82
タフィンラー®カプセル ダブラフェニブメシル酸塩	86
タルグレチン®カプセル ベキサロテン	88
タルセバ®錠 エルロチニブ塩酸塩	92
ティーエスワン®配合OD錠 テガフール・ギメラシル・オテラシルカリウム	94
テモダール®カプセル テモゾロミド	98
ニンラーロ®カプセル イキサゾミブクエン酸エステル	100
ネクサバール®錠 ソラフェニブトシル酸塩	102
ノルバデックス®錠 タモキシフェンクエン酸塩	106
ハイドレア®カプセル ヒドロキシカルバミド	108
5-FU錠 フルオロウラシル	110
ファリーダック®カプセル パノビノスタット乳酸塩	112
フェアストン®錠 トレミフェンクエン酸塩	114
フェマーラ®錠 レトロゾール	116
フトラフール®カプセル テガフール	118
フルダラ®錠 フルダラビンリン酸エステル	120
フルツロン®カプセル ドキシフルリジン	124
ベサノイド®カプセル トレチノイン	126
ベージニオ®錠 アベマシクリブ	128
ベプシド®／ラステット®Sカプセル エトポシド	130
ペラゾリン®細粒 ソブゾキサン	132
ボシュリフ®錠 ボスチニブ水和物	134
ポマリスト®カプセル ポマリドミド	138
マブリン®散 ブスルファン	140
ムンデシン®カプセル フォロデシン塩酸塩	142
メキニスト®錠 トラメチニブ ジメチルスルホキシド付加物	144
メソトレキセート®錠 メトトレキサート	146
ユーエフティ®配合カプセル,配合顆粒 テガフール・ウラシル	148
ラパリムス®錠 シロリムス	152
リムパーザ®錠 オラパリブ	154
レブラミド®カプセル レナリドミド水和物	156
レンビマ®カプセル レンバチニブメシル酸塩	160
ロイケリン®散 メルカプトプリン水和物	162
ローブレナ®錠 ロルラチニブ	164
ロンサーフ®配合錠 トリフルリジン・チピラシル塩酸塩	166

Chapter 2
有害事象の評価 169

- CTCAEとは 170
- 血液毒性 170
- 腎機能障害 172
- 電解質異常 174
- 腫瘍崩壊症候群(TLS) 176
- Laboratory TLS 176
- Clinical TLS 177
- 肝機能障害 178
- HBVスクリーニング 180
- 膵炎 182
- 低血糖・高血糖 184
- 脂質異常症 184
- 高血圧 186
- 心障害 188
- 神経障害 188
- 消化器・粘膜症状 190
- Child-Pugh分類 192
- DIC診断基準 192

Chapter 3
副作用の初期症状 195

- 好中球減少症 196
- 出血傾向, 血小板減少症 196
- 貧血 196
- 肝機能障害 196
- 急性腎不全 197
- ネフローゼ症候群 197
- 腫瘍崩壊症候群(TLS) 197
- うっ血性心不全 197
- 心室頻拍 198
- 横紋筋融解症 198
- 低血糖 198
- 急性膵炎 199
- 甲状腺機能低下症 199
- 間質性肺炎 199
- 胸膜炎, 胸水貯留 199
- 末梢神経障害 200
- 麻痺性イレウス 200

Chapter 4
抗がん薬の作用機序　201

アルキル化薬　202

トポイソメラーゼ阻害薬　202

代謝拮抗薬　202

フッ化ピリミジン系代謝拮抗薬　203

急性前骨髄球性白血病治療薬　204

mTOR阻害薬　204

HDAC阻害薬　205

多発性骨髄腫治療薬　205

チロシンキナーゼ阻害薬　205

　ALK阻害薬　205

　Bcr-Ablチロシンキナーゼ阻害薬　206

　EGFRチロシンキナーゼ阻害薬　206

　BRAF阻害薬　207

　VEGFR等マルチキナーゼ阻害薬　207

　その他　208

抗女性ホルモン薬　209

抗男性ホルモン薬　209

CDK4/6阻害薬　210

その他の抗がん薬　210

■ 付録　経口抗がん薬チェックに便利な計算・換算ツール　213

■ 事項索引　215

■ 薬剤名索引　216

本書の使い方

　Chapter 1「経口抗がん薬チェックリスト」では，経口抗がん薬の監査や調剤時に，安全性の観点より確認してほしい実施基準を1薬剤ごとに2～4ページで整理した（p. ix参照）．

　実施基準とは，当日調剤した抗がん薬による薬物療法が，患者へ安全に実施できる**最低の基準**である．これに該当しない場合，回復まで休薬，回復後減量あるいは中止などの対応が必要であると考えられる．

　実施基準は，抗がん薬ごとに添付文書や適正使用ガイドで定められているものもあるが，実施基準が明確ではない抗がん薬もある．その場合，例えば血液毒性であればGrade 4，非血液毒性ならGrade 3に当てはまらないことが目安となるであろう（有害事象の評価の詳細はp.169, Chapter 2を参照）．

　本書では，実施基準に満たない場合の対応を掲載した．しかし，抗がん薬によっては，減量などの対応が明確ではないものもある．その場合，患者の症状や過去からの検査値の変化率，治療継続あるいは中止のリスクとベネフィットなどを考慮し，主治医と協議する必要がある．

　Chapter 2「有害事象の評価」では，主に「有害事象共通用語基準 v5.0 日本語訳JCOG版」より，経口抗がん薬の監査・調剤に必要な項目をまとめた．

　Chapter 3「副作用の初期症状」では，がん薬物療法でよくみられる副作用について，Chapter 4「抗がん薬の作用機序」では，本書で取り上げた経口抗がん薬の作用機序を簡潔に解説した．

　なお，本書の内容は，2018年12月末現在の情報に基づいて執筆した．

本書の使い方

Chapter1 経口抗がん薬チェックリスト

アイクルシグ®錠15mg（ポナチニブ塩酸塩）

適用疾患

- ☐ 慢性骨髄性白血病（CML）
- ☐ 再発または難治性の急性リンパ性白血病（Ph+ALL）

- CMLは、前治療薬に抵抗性または不耐容である
- Ph+ALLは、フィラデルフィア染色体陽性である

> 添付文書上、適応症として記載されている疾患を示した。

投与量・投与期間

- ☐ 用法
- ☐ 投与量

- 45mgを1日1回経口投与
- 減量 45mg→30mg→15mg

45mg／回
1日1回

> 投与量及び投与方法（休薬を含む）を示した。

副作用と投与計画

これだけは確認しよう！

骨髄抑制

- ☐ 好中球 ≧ 1,000/mm³
- ☐ 血小板 ≧ 5万/mm³

- 好中球≧1,500/mm³、血小板≧7.5万/mm³まで休薬し、同量再開、再発2回目30mg、3回目15mgに減量開始
- 投与開始前、投与開始後カ月は2週間ごと、以後1カ月ごと検査

> 添付文書上、特に注意が喚起されている項目である。調剤時に"これだけは"ルーチンで確認してほしい項目である。

肝機能

- ☐ AST/ALT ≦ 120U/L
- ☐ T-Bil ≦ 2.4mg/dL
- ☐ ALP ≦ 718U/L

- AST/ALT＞120U/Lの場合は休薬、他、T-Bil＞2.4mg/dLおよびALP＞718U/Lを満たす場合、中止
- Child-Pugh Aの肝機能障害者は30mgに減量推奨
  ※T-bil≦2.0mg/dL、Alb≦3.5g/dL、プロトロンビン活性≦70%なら要スコア化分類（p.192参照）
- 投与開始前、投与開始後カ月は2週間ごと、以後1カ月ごと検査

> 報告されている特に重要な副作用及び、その副作用モニタリングに必要な情報（症状・検査値など）、がん薬物療法の実施基準（減量規定など）を示した。

必要に応じて確認しよう

血糖（耐糖能）

- ☐ 空腹時血糖＜110mg/dL
- ☐ HbA1c＜6.2%

- 血糖：73～109mg/dL
- HbA1c：4.6～6.2（NGSP値）%

高血圧

- ☐ 収縮期血圧 ≦ 140mmHg
- ☐ 拡張期血圧 ≦ 90mmHg
- ☐ 症候性

- 無症候性かつ収縮期血圧140～159mmHgまたは拡張期血圧90～99mmHgの場合、投与は継続可能、降圧薬を開始する
- 降圧治療にも関わらず160/140mmHg以上の場合、150/95mmHg以下まで休薬、回復後減量
- 症候性の場合、中止、血圧コントロールが不良なら減量

その他

> 重大な副作用に該当する項目である。ルーチンで確認する必要性は低いが、症状が疑われる場合には、確認したい項目である。

略語一覧

略語	英語	日本語
ALP	alkaline phosphatase	アルカリホスファターゼ
ALT	alanine aminotransferase	アラニンアミノトランスフェラーゼ
AST	aspartate aminotransferase	アスパラギン酸アミノトランスフェラーゼ
CPK	creatine phosphokinase	クレアチンホスホキナーゼ
Cre	creatinine	クレアチン
CRP	C-reactive protein	C反応性タンパク
F1+2	prothrombin fragment 1+2	プロトロンビンフラグメント1+2
FDP	fibrin/fibrinogen degradation products	フィブリン・フィブリノゲン分解産物
GFR	glomerular filtration rate	糸球体濾過量
HbA1c	hemoglobin A1c	ヘモグロビンA1c
Hbc抗体	hepatitis B core antibody	B型肝炎ウイルスコア抗原
HBs抗原	hepatitis B surface antigen	B型肝炎ウイルス表面抗原
HBV	hepatitis B Virus	B型肝炎ウイルス
KL-6	sialylated carbohydrate antigen KL-6	シアル化糖鎖抗原KL-6
SF	soluble fibrin	可溶性フィブリン
SP-A	surfactant protein A	肺サーファクタントプロテインA
SP-D	surfactant protein D	肺サーファクタントプロテインD
T_3	triiodothyronine	トリヨードサイロニン
T_4	thyroxine	サイロキシン
TAT	thrombin-antithrombin complex	トロンビン−アンチトロンビン複合体
T-Bil	total bilirubin	総ビリルビン
TLS	tumor lysis syndrome	腫瘍崩壊症候群
TSH	thyroid stimulating hormone	甲状腺刺激ホルモン

Chapter 1

経口抗がん薬チェックリスト

アイクルシグ®錠15mg（ポナチニブ塩酸塩）

適用疾患

- [ ] 慢性骨髄性白血病（CML）
- [ ] 再発または難治性の急性リンパ性白血病（Ph+ALL）

- CMLは，前治療薬に抵抗性または不耐容である
- Ph+ALは，フィラデルフィア染色体陽性である

投与量・投与期間

- [ ] 用法
- [ ] 投与量

- 45mgを1日1回経口投与
- 減量 45mg→30mg→15mg

45mg／回
1日1回

副作用と投与計画

これだけは確認しよう！

骨髄抑制

- [ ] 好中球 ≧ 1,000/mm³
- [ ] 血小板 ≧ 5万/mm³

- 好中球 ≧ 1,500/mm³，血小板 ≧ 7.5万/mm³ まで休薬し，同量再開．再発2回目30mg，3回目15mgに減量開始
- 投与開始前，投与開始後ヵ月は2週間ごと，以後1ヵ月ごと検査

肝機能

- [ ] AST/ALT ≦ 120U/L
- [ ] T-Bil ≦ 2.4mg/dL
- [ ] ALP ≦ 718U/L

- AST/ALT＞120U/Lの場合は休薬．他，T-Bil＞2.4mg/dLおよびALP＞718U/Lを満たす場合，中止
- Child-Pugh Aの肝機能障害から30mgに減量推奨
- ※T-bil ≧ 2.0mg/dL，Alb ≦ 3.5g/dL，プロトロンビン活性 ≦ 70%なら要スコア化分類（p.192参照）
- 投与開始前，投与開始後ヵ月は2週間ごと，以後1ヵ月ごと検査

アイクルシグ®錠

膵炎

- [ ] リパーゼ≦110U/L
- [ ] アミラーゼ≦260U/L
- [ ] 症状（腹痛，嘔吐）

・リパーゼ≦83U/L，アミラーゼ≦195U/Lまで休薬し，30mgで再開する．再発の場合，15mg開始．症状ある場合，中止．投与前，投与後3ヵ月は，2週ごと，以後1ヵ月ごとに検査

血栓症

- [ ] 血管閉塞事象（胸痛，腹痛，四肢痛，片麻痺，視力低下，息切れ，しびれ等）

・心筋梗塞，脳梗塞，網膜動脈閉塞症，末梢動脈閉塞性疾患，静脈血栓塞栓症等を示す．高血圧，糖尿病，脂質異常症等が危険因子

心機能

- [ ] 左室駆出率≧50%
- [ ] 体重変化

・左室駆出率：50%以上が正常
・体液貯留（心嚢液貯留，胸水，肺水腫，末梢性浮腫等）

既往

- [ ] HBV感染

・HBs抗原（陽性）⇒HBV定量
・HBs抗原（陰性）かつHBc抗体（陽性）⇒HBV定量
・いずれも基準値以上でエンテカビル投与
・詳細はp.180参照

必要に応じて確認しよう

血糖（耐糖能）

- [ ] 空腹時血糖<110mg/dL
- [ ] HbA1c<6.2%

・血糖：73〜109mg/dL
・HbA1c：4.6〜6.2（NGSP値）%

高血圧

- [ ] 収縮期血圧≦140mmHg
- [ ] 拡張期血圧≦90mmHg
- [ ] 症候性

・無症候性かつ収縮期血圧140〜159 mmHgまたは拡張期血圧90〜99mmHgの場合，投与は継続可能．降圧薬を開始する
・降圧治療にも関わらず160/140mmHg以上の場合，150/95mmHg以下まで休薬，回復後減量
・症候性の場合，中止．血圧コントロールが不良なら減量

その他

- [ ] 眼障害（眼乾燥，霧視，眼痛，結膜出血等）

アグリリン® カプセル0.5mg (アナグレリド塩酸塩水和物)

適用疾患

- [ ] 本態性血小板血症

投与量・投与期間

- [ ] 用法
- [ ] 投与量
- [ ] 休薬期間

・1回0.5mgを1日2回経口投与より開始. 1週間以上の間隔をあけて1日用量として0.5mgずつ増量し, 1日4回を超えない範囲で分割して経口投与する. 1日用量として10mgを超えない

```
         1.0mg/日
         1日2回
                    1.5mg/日    2mg/日     2.5mg/日
                    1日2〜4回   1日2〜4回   1日2〜4回
         ├─1週以上─┼─1週以上─┼─1週以上─┼─1週以上─┤
                        0.5mgずつ増量
                    (1日用量10mgを超えない)
```

副作用と投与計画

これだけは確認しよう！

循環器系障害 (不整脈等)

- [ ] QTc延長なし
- [ ] 不整脈症状 (めまい, 動悸, 胸痛, 胸部不快感)
- [ ] 低血圧
- [ ] 徐脈 (心拍数60/分以上)
- [ ] 電解質検査

・500msecを超えるQTc値または変化量が50〜60msec以上：回復まで休薬
・K：≧3.5mEq/L, Mg：≧1.8mg/dL, Ca：≧8.5mg/dL

肝機能

- [ ] AST/ALT ≦ 200U/L
- [ ] T-bil ≦ 3.6mg/dL

・中等度肝機能障害 (Child-Pughスコア7〜9) では, 0.5mg/日より開始
※T-bil≧2.0mg/dL, Alb≦3.5g/dL, プロトロンビン活性≦70%なら要スコア化分類 (p.192参照)

アグリリン®カプセル

腎機能

- [ ] Creベースライン≦3倍 または≦4.0mg/dL
- [ ] GFR≧30mL/min

・Cre増加がベースライン≦1.5〜2倍またはGFR ≧60mL/minまで休薬し、減量再開

心機能

- [ ] 左室駆出率≧50%または ベースラインから −20%以内
- [ ] 症候性

・ホスホジエステラーゼ(PDE)Ⅲの阻害作用を有するため
・症状として「動くと息が苦しい」「疲れやすい」「足がむくむ」「急に体重が増えた」「咳とピンク色の痰」がある

必要に応じて確認しよう

骨髄抑制

- [ ] 好中球≧1,000/mm³
- [ ] 血小板≧5万/mm³
- [ ] ヘモグロビン≧8.0g/dL
- [ ] リンパ球≧500/mm³

・好中球≧1,500/mm³、血小板≧7.5万/mm³、ヘモグロビン≧10.0g/dL、リンパ球≧800/mm³まで休薬後、再開

間質性肺炎

- [ ] 息切れ、呼吸困難、咳嗽、発熱等の初期症状
- [ ] 定期的な胸部X線検査、胸部CT検査
- [ ] CRP、SP-A、SP-D、KL-6、好酸球等

・正常値
CRP:≦0.1mg/dL、好酸球:1〜5%、
SP-A:<43.8ng/mL、SP-D:<110.0ng/mL、
KL-6:≦500U/mL

血栓症

- [ ] 血管閉塞事象(胸痛、腹痛、四肢痛、片麻痺、視力低下、息切れ、しびれ等)

・心筋梗塞、脳梗塞、網膜動脈閉塞症、末梢動脈閉塞性疾患、静脈血栓塞栓症等を示す。高血圧、糖尿病、脂質異常症等が危険因子

その他

- [ ] アスピリン併用
- [ ] ワルファリン使用時(INR)
- [ ] 出血傾向(鼻、歯肉出血等)

・出血傾向の増加
・PT-INR:0.9〜1.1(標準)、ワルファリン使用時の目標値:2.0〜3.0(70歳以上は1.6〜2.6)

アフィニトール® 錠2.5mg・5mg（エベロリムス）

適用疾患

- [ ] 根治切除不能または転移性の腎細胞癌
- [ ] 神経内分泌腫瘍
- [ ] 手術不能または再発乳癌
- [ ] 結節性硬化症に伴う腎血管筋脂肪腫
- [ ] 結節性硬化症に伴う上衣下巨細胞性星細胞腫

・腎癌は，スニチニブまたはソラフェニブによる治療後
・乳癌は，非ステロイド性アロマターゼ阻害薬治療後

投与量・投与期間

- [ ] 用法
- [ ] 投与量

・1日1回10mgを経口投与，休薬なし（食後または空腹時のいずれか一定の条件で投与）
減量：10mg→5mg

> 10mg／回
> 1日1回

・乳癌における併用療法は，エキセメスタンと行うこと

副作用と投与計画

これだけは確認しよう！

間質性肺炎

- [ ] 息切れ，呼吸困難，咳嗽，発熱等の初期症状
- [ ] 定期的な胸部X線検査，胸部CT検査
- [ ] CRP, SP-A, SP-D, KL-6, 好酸球等

・検査所見のみ：継続．日常生活に支障を伴わない症状：休薬し，回復後半量で再開．日常生活への支障と酸素吸入が必要な場合：中止
・正常値
CRP：≦0.1mg/dL, 好酸球：1〜5%,
SP-A：<43.8ng/mL, SP-D：<110.0ng/mL,
KL-6：≦500U/mL

アフィニトール®錠

肝機能

- [ ] ALT ≦ 100U/dL
  （肝転移あり ≦ 200U/L）
- [ ] T-bil ≦ 1.8mg/dL

・Child-Pugh Bは、50%用量（Child-Pugh Cは中止を考慮）
※T-bil ≧ 2.0mg/dL、Alb ≦ 3.5g/dL、プロトロンビン活性≦ 70%なら要スコア化分類（p.192参照）

既往

- [ ] HBV感染

・HBs抗原（陽性）⇒HBV定量
・HBs抗原（陰性）かつHBc抗体（陽性）⇒HBV定量
・いずれも基準値以上でエンテカビル投与
・詳細はp.176参照

骨髄抑制

- [ ] 好中球 ≧ 1,000/mm³
- [ ] 血小板 ≧ 5万/mm³
- [ ] ヘモグロビン ≧ 8g/dL
- [ ] リンパ球 ≧ 500/mm³

・好中球 ≧ 1,500/mm³、血小板 ≧ 7.5万/mm³まで休薬し、5mgに減量再開

腎機能

- [ ] Cre ≦ 1.5mg/dL

・Cre ≦ 1.5mgまで休薬し、同量再開、2回目より5mgに減量再開。＞6mg/dLの場合、中止

血糖（耐糖能）

- [ ] 空腹時血糖＜160mg/dL

・160～250mg/dLの場合、≦160mg/dLまで休薬し、同量再開、2回目より減量再開。＞250～500mg/dLの場合、≦160mg/dLまで休薬し、減量再開、＞500mg/dLの場合は中止

脂質異常

- [ ] 総コレステロール ≦ 400mg/dL
- [ ] トリグリセリド ≦ 150mg/dL

・総コレステロール＞400mg/dL、トリグリセリド＞150mg/dLより薬物療法（コレステロールにはスタチン系薬、トリグリセリドにはフィブラート系薬を使用）を考慮（コントロールできなければ中止）

尿蛋白

- [ ] 尿蛋白定性（－～1＋）
- [ ] 尿蛋白定量（＜1.0g/24hまたは尿蛋白クレアチニン比＜1.0）
- [ ] アルブミン ≧ 3.0g/dL

・蛋白尿：定性で2＋以上なら定量（2～3g/dL/24hr以上で中止を考慮）

アムノレイク®錠2mg（タミバロテン）

適用疾患

- [ ] 再発または難治性の急性前骨髄球性白血病
- ・染色体検査（t(15;17)転座），遺伝子検査（PML-RARα遺伝子）確認
- ・初発例の有効性は確認されていない

投与量・投与期間

- [ ] 用法
- [ ] 投与量
- [ ] 休薬期間

・1日6mg/m²を2回に分けて朝，夕食後経口投与（8週まで）
※ 牛乳，高脂肪食，PPIやH₂ブロッカー等無酸状態では吸収増加

```
         6mg/m²/日
         朝・夕食後
|————————8週まで————————|
```

・正常な生理周期の2〜3日目まで投与しない（妊娠の有無の確認）

副作用と投与計画

これだけは確認しよう！

骨髄抑制

- [ ] 白血球<3万/mm³
- [ ] 芽球+前骨髄球 ≦1,000/mm³

・芽球及び前骨髄球の和が>1,000/mm³，休薬（以下になってから投与），末梢白血球数が≧30,000/mm³，休薬

肝機能

- [ ] AST/ALT≦200U/L
- [ ] T-bil≦3.6mg/dL

・AST/ALT>200IU/Lの場合，≦120U/L，T-bil>3.6mg/dLの場合≦1.8mg/dLまで休薬，再開

アムノレイク®錠

脂質異常

- [ ] 総コレステロール ≦ 400mg/dL
- [ ] トリグリセリド ≦ 150mg/dL

・総コレステロール＞400mg/dL, トリグリセリド＞150mg/dLより薬物療法（コレステロールにはスタチン系薬, トリグリセリドにはフィブラート系薬を使用）を考慮（コントロールできなければ中止）

播種性血管内凝固症候群 (DIC)

- [ ] 血小板＞12万/mm³
- [ ] FDP＜10μg/dL
- [ ] フィブリノゲン＞150μg/mL
- [ ] プロトロンビン時間＜1.25倍
- [ ] D-ダイマー＜1.0μg/mL

・DICの診断基準に至ったらDICの治療を開始（p.192参照）

腎機能

- [ ] Creベースライン≦3倍増または≦4.0mg/dL
- [ ] GFR≧30mL/min

・Cre増加ベースライン≦1.5〜2倍またはGFR≧60mL/minまで休薬し, 減量再開

横紋筋融解

- [ ] CPK≦250U/L（男性）, ≦170U/L（女性）
- [ ] 筋肉痛, 着色尿

・フィブラート系薬を服用している脂質代謝異常の患者では注意

必要に応じて確認しよう

レチノイン酸症候群

- [ ] 症状

・発熱, 呼吸困難, 浮腫, 低血圧等

その他

- [ ] 妊娠の有無
- [ ] ビタミンA製剤の摂取
- [ ] 関節痛・骨痛
- [ ] PPI, H₂ブロッカー

・投与開始前の少なくとも1ヵ月間, 投与中及び投与中止後少なくとも1ヵ月間は必ず避妊, 1ヵ月ごとに追加の妊娠検査. 男性についても, 投与中及び投与終了後6ヵ月間は避妊
・ビタミンA製剤（禁忌）
・25歳未満では, 骨形成抑制あり

アリミデックス® 錠1mg（アナストロゾール）

適用疾患

☐ 閉経後乳癌

・エストロゲン（ER）陽性，閉経後であること

投与量・投与期間

☐ 用法
☐ 投与量

・1mgを1日1回，経口投与

> 1mg／回
> 1日1回

アリミデックス®錠

副作用と投与計画

これだけは確認しよう！

肝機能

- [ ] AST/ALT ≦ 200U/L
- [ ] T-bil ≦ 3.6mg/dL

・肝機能障害時の減量調節は不要であるが，左記の基準を超えた場合，慎重に投与する

腎機能

- [ ] Creベースライン ≦ 3倍または ≦ 4.0mg/dL
- [ ] GFR ≧ 30mL/min

・腎機能障害時の減量調節は不要であるが，左記の基準を超えた場合，慎重に投与する

必要に応じて確認しよう

間質性肺炎

- [ ] 息切れ，呼吸困難，咳嗽，発熱等の初期症状
- [ ] 定期的な胸部X線検査，胸部CT検査
- [ ] CRP, SP-A, SP-D, KL-6, 好酸球等

・正常値
CRP：≦ 0.1mg/dL，好酸球：1～5%，
SP-A：＜ 43.8ng/mL，SP-D：＜ 110.0ng/mL，
KL-6：≦ 500U/mL

血栓症

- [ ] 血管閉塞事象（胸痛，腹痛，四肢痛，片麻痺，視力低下，息切れ，しびれ等）

・心筋梗塞，脳梗塞，網膜動脈閉塞症，末梢動脈閉塞，性疾患，静脈血栓塞栓症等を示す．高血圧，糖尿病，脂質異常症等が危険因子

その他

- [ ] 定期的な骨密度測定

アルケラン® 錠2mg（メルファラン）

適用疾患

- [ ] 多発性骨髄腫

投与量・投与期間

- [ ] 用法
- [ ] 投与量
- [ ] 休薬期間

1）1日1回2〜4mg（1〜2錠）を連日経口投与

| 2〜4mg/回 1日1回 |

2）1日1回6〜12mg（3〜6錠）を4〜10日間（総量40〜60mg）経口投与し，休薬して骨髄機能の回復を待ち（通常2〜6週間），同様の投与法を反復する

| 6〜12mg/回 1日1回 | 休薬 | 6〜10mg/回 1日1回 | 休薬 |
| 4〜10日 | 2〜6週 | 4〜10日 | 2〜6週 |

3）1日1回2mg（1錠）を維持量として継続する

| 6〜12mg/回 1日1回 | 休薬 | 2mg/回 1日1回 |
| 4〜10日 | 2〜6週 | |

副作用と投与計画

これだけは確認しよう！

骨髄抑制

- [ ] 白血球 ≧ 3,000/mm³
- [ ] 血小板 ≧ 10万/mm³
- [ ] ヘモグロビン ≧ 8g/dL

・白血球 ≦ 2,000/mm³、血小板 ≦ 5万/mm³ は禁忌
・骨髄機能が回復するまで減量または休薬
・ヘモグロビン：溶血性貧血の観察

肝機能

- [ ] AST/ALT ≦ 200U/L
- [ ] T-bil ≦ 3.6mg/dL
- [ ] 黄疸（眼球黄染等）

・AST/ALT ＞ 200U/L の場合、≦ 120U/L、T-bil ＞ 3.6 mg/dL の場合、≦ 1.8mg/dL まで休薬、再開

腎機能

- [ ] Cre ベースライン ≦ 3倍 または ≦ 4.0mg/dL
- [ ] GFR ≧ 60mL/min

・GFR ＜ 60mL/min より減量推奨

必要に応じて確認しよう

間質性肺炎

- [ ] 息切れ、呼吸困難、咳嗽、発熱等の初期症状
- [ ] 定期的な胸部X線検査、胸部CT検査
- [ ] CRP, SP-A, SP-D, KL-6, 好酸球等

・正常値
CRP：≦ 0.1mg/dL、好酸球：1～5％、
SP-A：＜ 43.8ng/mL、SP-D：＜ 110.0ng/mL、
KL-6：≦ 500U/mL

アレセンサ®カプセル150mg(アレクチニブ塩酸塩)

適用疾患

- [ ] 切除不能な進行・再発の非小細胞肺癌

・ALK融合遺伝子陽性であること

投与量・投与期間

- [ ] 用法
- [ ] 投与量

・1回300mgを1日2回経口投与

300mg／回
1日2回

アレセンサ®カプセル

副作用と投与計画

これだけは確認しよう！

骨髄抑制

- [ ] 好中球 ≧ 1,000/mm³
- [ ] 血小板 ≧ 5万/mm³

・好中球 ≧ 1,500/mm³、血小板 ≧ 7.5万/mm³ まで休薬し、回復後、同一用量再開

肝機能

- [ ] AST/ALT ≦ 120U/L
- [ ] T-bil ≦ 1.8mg/dL

・1～2ヵ月に1回検査

必要に応じて確認しよう

間質性肺炎

- [ ] 息切れ、呼吸困難、咳嗽、発熱等の初期症状
- [ ] 定期的な胸部X線検査、胸部CT検査
- [ ] CRP, SP-A, SP-D, KL-6, 好酸球等

・正常値
CRP：≦ 0.1mg/dL、好酸球：1～5%、
SP-A：< 43.8ng/mL、SP-D：< 110.0ng/mL、
KL-6：≦ 500U/mL

腎機能

- [ ] Creベースライン ≦ 3倍増 または ≦ 4.0mg/dL
- [ ] GFR ≧ 30mL/min

・Cre増加ベースライン ≦ 2倍 または GFR ≧ 60mL/min まで休薬し、回復後、同一用量再開

血栓症

- [ ] 血管閉塞事象（胸痛、腹痛、四肢痛、片麻痺、視力低下、息切れ、しびれ等）

・心筋梗塞、脳梗塞、網膜動脈閉塞症、末梢動脈閉塞、性疾患、静脈血栓塞栓症等を示す。高血圧、糖尿病、脂質異常症等が危険因子

アロマシン®錠25mg（エキセメスタン）

適用疾患

- [ ] 閉経後乳癌
  - ER陽性，閉経後であること
  - 手術不能は再発乳癌の場合，エベロリムスと併用する場合がある（エベロリムス以外の内分泌療法薬との併用について，有効性及び安全性は確立していない）

投与量・投与期間

- [ ] 用法
- [ ] 投与量
  - 1日1回25mgを食後に経口投与

    25mg／回
    1日1回

アロマシン®錠

副作用と投与計画

これだけは確認しよう！

肝機能

- [ ] AST/ALT ≦ 200U/L
- [ ] T-bil ≦ 3.6mg/dL

・肝機能障害時の減量調節は不要（Child-Pugh BまたはCでもAUCは増加するが副作用は増えない）

腎機能

- [ ] Creベースライン ≦ 3倍 または ≦ 4.0mg/dL
- [ ] GFR ≧ 30mL/min

・腎機能障害時の減量調節は不要（GFR＜35mL/minでもAUCは増加するが副作用は増えない）

必要に応じて確認しよう

間質性肺炎

- [ ] 息切れ，呼吸困難，咳嗽，発熱等の初期症状
- [ ] 定期的な胸部X線検査，胸部CT検査
- [ ] CRP，SP-A，SP-D，KL-6，好酸球等

・正常値
CRP：≦ 0.1mg/dL，好酸球：1～5%，
SP-A：＜43.8ng/mL，SP-D：＜110.0ng/mL，
KL-6：≦ 500U/mL

血栓症

- [ ] 血管閉塞事象（胸痛，腹痛，四肢痛，片麻痺，視力低下，息切れ，しびれ等）

・心筋梗塞，脳梗塞，網膜動脈閉塞症，末梢動脈閉塞性疾患，静脈血栓塞栓症等を示す．高血圧，糖尿病，脂質異常症等が危険因子

その他

- [ ] 定期的な骨密度測定

イクスタンジ®錠40mg・80mg, カプセル40mg(エンザルタミド)

適用疾患

- [ ] 去勢抵抗性前立腺癌
- [ ] 外科的または内科的去勢術と併用

投与量・投与期間

- [ ] 用法
- [ ] 投与量

・160mgを1日1回経口投与

> 160mg／回
> 1日1回

イクスタンジ®錠, カプセル

副作用と投与計画

これだけは確認しよう！

血小板減少

- [ ] 基準値内
  (15万〜35万/mm³)

・異常が認められたら中止

必要に応じて確認しよう

既往

- [ ] 痙攣発作

・てんかん等の痙攣性疾患または脳損傷, 脳卒中等の合併等

イブランス® カプセル25mg・125mg(パルボシクリブ)

適用疾患

☐ 手術不能または再発乳癌　・ホルモン受容体陽性, HER2陰性

投与量・投与期間

☐ 用法
☐ 投与量
☐ 休薬期間

・1日1回125mgを3週間, 食後に経口投与, 1週間休薬
・減量125mg→100mg→75mg
・内分泌療法(レトロゾール, フルベストラント)と併用

125mg/回 1日1回	休薬	100mg/回 1日1回	休薬	75mg/回 1日1回
3週	1週	3週	1週	3週

イブランス® カプセル

副作用と投与計画

これだけは確認しよう！

肝機能

- [ ] AST/ALT ≦ 200U/L
- [ ] T-bil ≦ 3.6mg/dL

- 1〜2ヵ月に1回検査
- AST/ALT ≦ 120U/L, T-bil ≦ 1.8mg/dLまで休薬し,減量再開
- Child-Pugh Cより75mgへ減量 (海外)
- ※ T-bil ≧ 2.0mg/dL, Alb ≦ 3.5g/dL, プロトロンビン活性 ≦ 70%なら要スコア化分類 (p.192参照)

骨髄抑制

- [ ] 好中球 ≧ 1,000/mm^3
- [ ] 血小板 ≧ 5万/mm^3
- [ ] 発熱性好中球減少症 (FN) なし

- 好中球 < 1,000/mm^3, 血小板 < 5万/mm^3 は, 休薬する. 1週間以内にそれぞれ ≧ 1,000/mm^3 及び ≧ 5万/mm^3 に回復したら→同一用量再開. 1週間以内に回復しない→減量再開
- 好中球 < 500/mm^3, 血小板 < 2.5万/mm^3 は休薬→回復後, 減量再開
- FNは休薬→回復後, 減量再開

イムブルビカ®カプセル140mg(イブルチニブ)

適用疾患

- [ ] 再発または難治性の慢性リンパ性白血病
- [ ] 再発または難治性のマントル細胞リンパ腫

投与量・投与期間

- [ ] 用法
- [ ] 投与量

【慢性リンパ性白血病】
・420mgを1日1回経口投与
【マントル細胞リンパ腫】
・560mgを1日1回経口投与，休薬なし

・減量は，Grade3以上の副作用発現回数に応じて140mg単位で減量

副作用と投与計画

これだけは確認しよう！

既往

- [ ] HBV感染
- [ ] 結核

・HBs抗原(陽性)⇒HBV定量
・HBs抗原(陰性)かつHBc抗体(陽性)⇒HBV定量
・いずれも基準値以上でエンテカビル投与
・詳細はp.180参照

骨髄抑制

- [ ] 好中球 ≧ 1,000/mm³
- [ ] 血小板 ≧ 5万/mm³
- [ ] ヘモグロビン ≧ 8g/dL

・好中球≧1,500/mm³，血小板≧7.5万/mm³，ヘモグロビン≧10g/dLまで休薬し，減量再開．出血の有無確認のためHb観察が必要

肝機能

- [ ] AST/ALT ≦ 200U/L
- [ ] T-bil ≦ 3.6mg/dL

・AST/ALT≦120U/L及びT-bil≦1.8mg/dLまで休薬し，減量再開
・軽度の肝機能障害：Child-Pugh Aより140mg推奨(海外)
※T-bil≧2.0mg/dL，Alb≦3.5g/dL，プロトロンビン活性≦70%なら要スコア化分類(p.192参照)

腎機能

- [ ] Creベースライン≦3倍 または≦4.0mg/dL
- [ ] GFR≧60mL/min

・Cre増加ベースライン≦1.5～2倍またはGFR≧60mL/minまで休薬し、減量再開

循環器系障害（不整脈等）

- [ ] QTc延長なし
- [ ] 不整脈症状（めまい，動悸，胸痛，胸部不快感）
- [ ] 電解質検査

・500msecを超えるQTc値は、回復まで休薬し、減量再開
・K：≧3.5mEq/L, Mg：≧1.8mg/dL, Ca：≧8.5mg/dL

必要に応じて確認しよう

相互作用

- [ ] 抗真菌薬，マクロライド系抗菌薬
- [ ] 抗凝固薬または抗血小板薬（出血傾向）

・ケトコナゾール，イトラコナゾール，クラリスロマイシン（禁忌），ボリコナゾールまたはエリスロマイシンと併用する場合：140mg/日に減量

腫瘍崩壊症候群（TLS）

- [ ] 尿酸<8mg/dL
- [ ] K<6mEq/Lまたは<6mmol/L
- [ ] P<4.5mg/dLまたは<1.45mmol/L
- [ ] Ca>7.0mg/dLまたは>1.75mmol/L

・痙攣や不整脈，クレアチニン上昇等のclinical TLS（→p.177）も考慮する

間質性肺炎

- [ ] 息切れ，呼吸困難，咳嗽，発熱等の初期症状
- [ ] 定期的な胸部X線検査，胸部CT検査
- [ ] CRP, SP-A, SP-D, KL-6, 好酸球等

・正常値
CRP：≦0.1mg/dL, 好酸球：1～5%,
SP-A：<43.8ng/mL, SP-D：<110.0ng/mL,
KL-6：≦500U/mL

その他

- [ ] 心不全（浮腫，体重増加等）
- [ ] 神経障害

・神経障害は、健忘、歩行障害、知覚障害、錐体外路症状、舌のもつれ、意識障害、麻痺、尿失禁など、白質脳症による

イレッサ®錠250mg（ゲフィチニブ）

適用疾患

- [ ] 手術不能または再発非小細胞肺癌
  - EGFR遺伝子変異陽性

投与量・投与期間

- [ ] 用法
- [ ] 投与量
  - 250mgを1日1回食後投与

  > 250mg／回
  > 1日1回

副作用と投与計画

これだけは確認しよう！

肝機能

- [ ] T-bil<1.5mg/dL
- [ ] ALT/AST<100U/L（肝転移がある場合：<200U/L）
  - 1～2ヵ月に1回
  - 中等度から重篤（Child-Pugh A～B）で、1.6～2.6倍にAUC増加、Child-Pugh Cで中止
  - ※T-bil≧2.0mg/dL、Alb≦3.5g/dL、プロトロンビン活性≦70％なら要スコア化分類（p.192参照）

間質性肺炎

- [ ] 息切れ、呼吸困難、咳嗽、発熱等の初期症状
- [ ] 定期的な胸部X線検査、胸部CT検査
- [ ] CRP、SP-A、SP-D、KL-6、好酸球等
  - 正常値
    CRP：≦0.1mg/dL、好酸球：1～5％、
    SP-A：<43.8ng/mL、SP-D：<110.0ng/mL、
    KL-6：≦500U/mL

必要に応じて確認しよう

相互作用

- [ ] ワルファリン使用時（INR）
- [ ] PPI, H_2 ブロッカー
- [ ] CYP3A4阻害薬

・PT-INR：0.9〜1.1（標準），ワルファリン使用時の目標値：2.0〜3.0（70歳以上は，1.6〜2.6）

骨髄抑制

- [ ] 好中球 ≧ 1,500/mm^3
- [ ] 血小板 ≧ 7.5万/mm^3

腎機能

- [ ] Cre ≦ 1.6mg/dL（男性），≦ 1.2mg/dL（女性）

膵炎

- [ ] リパーゼ ≦ 110U/L
- [ ] アミラーゼ ≦ 260U/L
- [ ] 症状（腹痛，嘔吐）

・リパーゼ ≦ 83U/L，アミラーゼ ≦ 195U/Lまで休薬

その他

- [ ] 下痢（48時間以上持続する）なし
- [ ] 皮膚障害（疼痛ありかつ身の回り以外の日常生活動作の制限がないこと）
- [ ] 口内炎（疼痛，経口摂取に支障なし）

・症状がGrade1相当に回復するまで休薬し，回復後は10mg減量して再開

インライタ®錠1mg・5mg（アキシチニブ）

適用疾患

- [ ] 根治切除不能または転移性の腎細胞癌

投与量・投与期間

- [ ] 用法
- [ ] 投与量

・1回5mgを1日2回経口投与，休薬なし

> 5mg／回　1日2回
> （→7mg／回→10mg／回へ増量可）※

・減量は，1回3mg1日2回→1回2mg1日2回
※2週間連続投与し，忍容性が認められる場合には，1回7mg1日2回投与に増量可能．さらに，連続2週間投与して忍容性が認められる場合には，最大1回10mg1日2回に増量が可能

副作用と投与計画

これだけは確認しよう！

骨髄抑制

- [ ] 好中球 ≧ 1,500/mm^3
- [ ] 血小板 ≧ 7.5万/mm^3
- [ ] ヘモグロビン ≧ 9g/dL

・Hbによる消化管出血の確認

肝機能

- [ ] ALT<100U/dL（肝転移あり<200U/L）
- [ ] T-bil < 1.8mg/dL

・Child-Pugh Bは減量推奨，Child-Pugh Cは中止．
※T-bil≧2.0mg/dL，Alb≦3.5g/dL，プロトロンビン活性≦70％なら要スコア化分類（p.192参照）

高血圧

- [ ] 収縮期血圧 ≦ 140mmHg
- [ ] 拡張期血圧 ≦ 90mmHg
- [ ] 症候性

・無症候性かつ収縮期血圧140〜159mmHgまたは拡張期血圧90〜99mmHgの場合，投与は継続可能，降圧薬を開始する
・降圧治療にも関わらず収縮期160/拡張期100mmHg以上の場合，150/95mmHg以下まで休薬，回復後，減量
・症候性の場合，中止．血圧コントロールが不良なら減量

尿蛋白

- [ ] 尿蛋白定性（−〜1＋）
- [ ] 尿蛋白定量
  （<1.0g/24hまたは尿蛋白クレアチニン比<1.0）

・蛋白尿：定性で2＋以上なら定量（2〜3g/dL/24hr以上で中止を考慮）

甲状腺機能低下

- [ ] TSH ≦ 4μg/mL
- [ ] T_3 ≧ 2.3pg/mL
- [ ] T_4 ≧ 0.9ng/dL

・1ヵ月ごとに検査
・T_4低下，TSH＞10μg/mL，症候性の場合，レボチロキシンによる補充療法を開始する．リスクとベネフィットを勘案するが，減量，休薬または投与中止は，通常は必要ない（まれではあるが，甲状腺機能増加もある）

必要に応じて確認しよう

心機能

- [ ] 左室駆出率＞50％
- [ ] 体重増加

・左室駆出率が50％未満でかつベースラインから20％を超えて低下，休薬

腎機能

- [ ] Cre ≦ 1.6mg/dL（男性），≦ 1.2mg/dL（女性）
- [ ] GFR ≧ 60mL/min

血栓症

- [ ] 血管閉塞事象（胸痛，腹痛，四肢痛，片麻痺，視力低下，息切れ，しびれ等）

・心筋梗塞，脳梗塞，網膜動脈閉塞症，末梢動脈閉塞，性疾患，静脈血栓塞栓症等を示す．高血圧，糖尿病，脂質異常症等が危険因子

既往

- [ ] 創傷
- [ ] 神経障害（健忘，歩行障害，知覚障害，錐体外路症状，舌のもつれ，意識障害，麻痺，尿失禁）
- [ ] 日常生活に支障ある手足症候群

・創傷治癒遅延があるので，抜歯等注意，手術等の場合，24hr前から休薬し，小手術は7日後，大手術は2〜3週後より再開可能
・神経障害は，白質脳症による

ヴォトリエント®錠200mg（パゾパニブ塩酸塩）

適用疾患

- [ ] 悪性軟部腫瘍
- [ ] 根治切除不能または転移性の腎細胞癌

投与量・投与期間

- [ ] 用法
- [ ] 投与量

・1日1回800mgを食事の1時間以上前または食後2時間以降に経口投与，休薬なし（減量：200mgずつ）

| 800mg／日 1日1回 | 600mg／日 1日1回 | 400mg／日 1日1回 | 200mg／日 1日1回 |

副作用と投与計画

これだけは確認しよう！

肝機能

- [ ] ALT<120U/dL
- [ ] T-bil<1.8mg/dL

・ALT120〜320U/dLは，投与継続してよいが1週間以内に再検査．>320U/Lは，<120U/Lまで休薬し，400mgで再開（肝機能障害の再燃は中止）．ALT>120U/LかつT-bil>2.4mg/dLは，中止を考慮する．
・中等度肝機能障害（Child-Pugh B相当）は，200mg/日まで
※T-bil≧2.0mg/dL，Alb≦3.5g/dL，プロトロンビン活性≦70%なら要スコア化分類（p.192参照）

腎機能

- [ ] GFR≧30mL/min

・重度の腎機能障害（GFR<30mL/min）は，中止

高血圧

- [ ] 収縮期血圧≦140mmHg
- [ ] 拡張期血圧≦90mmHg
- [ ] 症候性

・無症候性かつ収縮期血圧140〜159mmHgまたは拡張期血圧90〜99mmHgの場合，投与は継続可能，降圧薬を開始する
・降圧治療にも関わらず160/140mmHg以上の場合，150/95mmHg以下まで休薬，回復後，減量
・症候性の場合，中止．血圧コントロールが不良なら減量

甲状腺機能低下

- [ ] TSH ≦ 4μg/mL
- [ ] T₃ ≧ 2.3pg/mL
- [ ] T₄ ≧ 0.9ng/dL

- 1ヵ月ごとに検査
- T_4低下, TSH＞10μg/mL, 症候性の場合, レボチロキシンによる補充療法を開始する. リスクとベネフィットを勘案するが, 減量, 休薬または投与中止は, 通常は必要ない

心機能

- [ ] 左室駆出率＞50%

- 左室駆出率が50%未満でかつベースラインから20%を超えて低下, 休薬

循環器系障害(不整脈等)

- [ ] QTc延長なし
- [ ] 不整脈症状(めまい, 動悸, 胸痛, 胸部不快感)
- [ ] 電解質検査

- 500msecを超えるQTc値または変化量が50〜60msec以上: 回復(＜481msec)するまで休薬し, 減量再開(3週間以内に回復しない場合中止)
- K: ≧3.5mEq/L, Mg: ≧1.8mg/dL, Ca: ≧8.5mg/dL

必要に応じて確認しよう

既往

- [ ] 心機能障害リスク(アントラサイクリン投与歴, 放射線治療歴)
- [ ] 血栓塞栓症
- [ ] 脳転移・肺転移
- [ ] 創傷

- 心機能障害(体重増加, 息切れ)やQTc, 電解質の確認を行う
- 血栓塞栓症は, 血栓症の再燃(胸痛, 腹痛, 四肢痛, 片麻痺, 視力低下, 息切れ, しびれ等)
- 脳転移・肺転移は, 出血(Hb低下)
- 創傷治癒遅延があるので, 抜歯等注意

尿蛋白

- [ ] 尿蛋白定性(−〜1+)
- [ ] 尿蛋白定量(＜1.0g/24hまたは尿蛋白クレアチニン比＜1.0)
- [ ] アルブミン≧3.0g/dL

- 蛋白尿: 定性で2+以上なら定量(2〜3g/dL/24hr以上で中止を考慮)

血栓症

- [ ] 血管閉塞事象(胸痛, 腹痛, 四肢痛, 片麻痺, 視力低下, 息切れ, しびれ等)

- 心筋梗塞, 脳梗塞, 網膜動脈閉塞症, 末梢動脈閉塞, 性疾患, 静脈血栓塞栓症等を示す. 高血圧, 糖尿病, 脂質異常症等が危険因子

エストラサイト®カプセル156.7mg(エストラムスチンリン酸エステルナトリウム水和物)

適用疾患

- [ ] 前立腺癌

投与量・投与期間

- [ ] 用法
- [ ] 投与量

・1回2カプセル(エストラムスチンリン酸エステルナトリウム水和物として313.4mg)を1日2回経口投与,休薬なし

> 2カプセル／回
> 1日2回

副作用と投与計画

これだけは確認しよう！

肝機能

- [ ] AST/ALT ≦ 200U/L
- [ ] T-bil ≦ 3.6mg/dL

必要に応じて確認しよう

骨髄抑制

- [ ] 好中球 ≧ 1,000/mm³
- [ ] 血小板 ≧ 5万/mm³
- [ ] ヘモグロビン ≧ 8g/dL

・重篤な骨髄抑制のある場合,禁忌

腎機能

- [ ] Creベースライン ≦ 3倍 または ≦ 4.0mg/dL
- [ ] GFR ≧ 30mL/min

血栓症

- [ ] 血管閉塞事象（胸痛, 腹痛, 四肢痛, 片麻痺, 視力低下, 息切れ, しびれ等）
  - ・原則禁忌
  - ・血栓性静脈炎, 脳血栓, 心筋梗塞, 脳梗塞, 網膜動脈閉塞症, 末梢動脈閉塞, 性疾患, 静脈血栓塞栓症等を示す. 高血圧, 糖尿病, 脂質異常症等が危険因子

血糖（耐糖能）

- [ ] 空腹時血糖<110mg/dL
- [ ] HbA1c<6.2%
  - ・血糖：73～109mg/dL
  - ・HbA1c：4.6～6.2（NGSP値）%

心機能

- [ ] 左室駆出率>50%
  - ・左室駆出率が50%未満でかつベースラインから20%を超えて低下, 休薬

その他

- [ ] 体液貯留（体重変化）
- [ ] 咳嗽（胸水）
- [ ] 血管浮腫（呼吸困難を伴う顔面, 舌, 声門, 喉頭の腫脹）
- [ ] 牛乳・乳製品, カルシウムを多量に含有する食物やカルシウム製剤
  - ・増加の場合, 腎疾患や心疾患による体液貯留
  - ・血管浮腫は, ACE阻害薬を使用している場合に出現しやすい（併用注意）
  - ・カルシウムとの同時服用することにより吸収が抑制される

塩酸プロカルバジンカプセル50mg（プロカルバジン塩酸塩）

適用疾患

- [ ] 悪性リンパ腫
- [ ] 悪性星細胞腫，乏突起膠腫成分を有する神経膠腫

・悪性リンパ腫は，ホジキン病，細網肉腫，リンパ肉腫

投与量・投与期間

- [ ] 用法
- [ ] 投与量
- [ ] 投与期間

【悪性リンパ腫】
・1日50〜100mgを1〜2回に分割して経口投与．約1週間以内に漸増し，1日150〜300mg（3〜6カプセル）を3回に分割投与し，臨床効果が明らかとなるまで連日投与する．悪性リンパ腫の寛解導入までに要する総投与量は，プロカルバジンとして通常5〜7g

50〜100mg／日 1日1〜2回	150〜300mg／日 1日3回
←―――1週以内―――→	

【悪性星細胞腫，乏突起膠腫成分を有する神経膠腫】
・1日量60〜75mg/m^{2}を14日間経口投与し，これを6〜8週ごとに繰り返す．

60〜75 mg／m^2／日	休薬
←―14日―→	←6〜8週→

悪性星細胞腫，乏突起膠腫成分を有する神経膠腫での体表面積と投与量

体表面積より算出された1日量	1日投与量（1日1〜3回に分割投与）
75mg未満	50mg（1カプセル）
75mg以上 125mg未満	100mg（2カプセル）
125mg以上	150mg（3カプセル）

塩酸プロカルバジンカプセル

副作用と投与計画

これだけは確認しよう！

骨髄抑制

- [ ] 好中球 ≧ 1,000/mm^3
- [ ] ヘモグロビン ≧ 8g/dL
- [ ] 血小板 ≧ 5万/mm^3

肝機能

- [ ] AST/ALT ≦ 200U/L
- [ ] T-bil ≦ 3.6mg/dL

腎機能

- [ ] Creベースライン ≦ 3倍増 または ≦ 4.0mg/dL
- [ ] GFR ≧ 30mL/min

禁忌

- [ ] 投与中のアルコール及び含有製剤

エンドキサン® 錠50mg（シクロホスファミド）

適用疾患

- ☐ 悪性腫瘍
- ☐ 治療抵抗性の リウマチ性疾患
- ☐ ネフローゼ症候群

・悪性腫瘍は，多発性骨髄腫，悪性リンパ腫，乳癌，急性白血病，真性多血症，肺癌，神経芽腫，網膜芽腫，骨腫瘍と，他の抗がん薬と併用による慢性リンパ性白血病，慢性骨髄性白血病，咽頭癌，胃癌，膵癌，肝癌，結腸癌，子宮頸癌，子宮体癌，卵巣癌，睾丸腫瘍，絨毛性疾患，横紋筋肉腫，悪性黒色腫を指す

・リウマチ性疾患は，全身性エリテマトーデス，全身性血管炎，多発性筋炎／皮膚筋炎，強皮症，混合性結合組織病を指す

投与量・投与期間

- ☐ 用法
- ☐ 投与量
- ☐ 休薬期間

【悪性腫瘍】
・1日100〜200mgを経口投与

100mg／日

【リウマチ性疾患】
・1日50〜100mgを経口投与

50〜100mg／日

【ネフローゼ症候群】
・1日50〜100mgを8〜12週間経口投与

50〜100mg／日

├──── 8〜12週 ────┤

エンドキサン®錠

副作用と投与計画

これだけは確認しよう！

骨髄抑制

- [ ] 好中球 ≧ 1,000/mm³
- [ ] 血小板 ≧ 5万/mm³
- [ ] ヘモグロビン ≧ 8g/dL

肝機能

- [ ] AST/ALT ≦ 200U/L
- [ ] T-bil ≦ 3.6mg/dL

- 重篤な肝機能障害 (Child-Pugh C) では、クリアランスが40%低下する
※ T-bil ≧ 2.0mg/dL，Alb ≦ 3.5g/dL，プロトロンビン活性 ≦ 70%なら要スコア化分類 (p.192参照)

腎機能

- [ ] Creベースライン ≦ 3倍 または ≦ 4.0mg/dL
- [ ] GFR ≧ 30mL/min

- GFR ≦ 10mL/minで75%用量

必要に応じて確認しよう

出血性膀胱炎

- [ ] 自覚症状 (赤色尿, 頻尿, 排尿時痛, 残尿感)

その他

- [ ] ペントスタチン (禁忌)

オダイン®錠125mg（フルタミド）

適用疾患

☐ 前立腺癌

投与量・投与期間

☐ 用法
☐ 投与量

・1回125mgを1日3回食後に経口投与

> 125mg／回
> 1日3回

オダイン®錠

副作用と投与計画

これだけは確認しよう！

肝機能

- [ ] AST/ALT ≦ 200U/L
- [ ] T-bil ≦ 3.6mg/dL

・1ヵ月に1回検査

相互作用

- [ ] ワルファリン使用時（INR）

・PT-INR：0.9～1.1（標準），ワルファリン使用時の目標値：2.0～3.0（70歳以上は，1.6～2.6）

必要に応じて確認しよう

間質性肺炎

- [ ] 息切れ，呼吸困難，咳嗽，発熱等の初期症状
- [ ] 定期的な胸部X線検査，胸部CT検査
- [ ] CRP, SP-A, SP-D, KL-6, 好酸球等

・正常値
 CRP：≦0.1mg/dL, 好酸球：1～5%,
 SP-A：＜43.8ng/mL, SP-D：＜110.0ng/mL,
 KL-6：≦500U/mL

心筋梗塞・心不全

- [ ] 心筋梗塞（胸痛，眩暈等）
- [ ] 心不全（浮腫，体重増加等）

オペプリム®（ミトタンカプセル）

適用疾患

- [ ] 副腎癌
- [ ] クッシング症候群
（手術適応がないもの）

投与量・投与期間

- [ ] 用法
- [ ] 投与量

- 1回1〜2カプセル1日3回経口投与から開始し、有効量まで漸増

1〜2カプセル/回
1日3回

有効量まで漸増

- 投与量確定まで原則入院
- 副腎不全を併発する場合、副腎ステロイド補充（ヒドロコルチゾンとして15〜25mg）を行う

オペプリム®

副作用と投与計画

必要に応じて確認しよう

肝機能
- [ ] AST/ALT<200U/L
- [ ] T-bil<3.6mg/dL

腎機能
- [ ] Creベースライン≦3倍 または≦4.0mg/dL
- [ ] GFR≧30mL/min

耐糖能（低血糖）
- [ ] 空腹時血糖≧73mg/dL
- [ ] HbA1c≧4.6%

・血糖：73〜109mg/dL
・HbA1c：4.6〜6.2（NGSP値）%

脳神経障害
- [ ] 行動的及び神経学的評価
- [ ] 副腎不全（易疲労感，全身倦怠感，脱力感，筋力低下等）

その他
- [ ] 重篤な外傷
- [ ] スピロノラクトン，ペントバルビタール

・スピロノラクトン，ペントバルビタール禁忌

カソデックス® 錠80mg, OD錠80mg(ビカルタミド)

適用疾患

- [ ] 前立腺癌

投与量・投与期間

- [ ] 用法
- [ ] 投与量

・1回80mgを1日1回

80mg／回
1日1回

カソデックス®錠, OD錠

副作用と投与計画

これだけは確認しよう！

肝機能

- [ ] AST/ALT ≦ 200U/L
- [ ] T-bil ≦ 3.6mg/dL

・3ヵ月に1回は検査

必要に応じて確認しよう

血小板減少

- [ ] 好中球 ≧ 1,000/mm^3
- [ ] 血小板 ≧ 5万/mm^3

間質性肺炎

- [ ] 息切れ, 呼吸困難, 咳嗽, 発熱等の初期症状
- [ ] 定期的な胸部X線検査, 胸部CT検査
- [ ] CRP, SP-A, SP-D, KL-6, 好酸球等

・正常値
  CRP：≦0.1mg/dL, 好酸球：1～5%,
  SP-A：＜43.8ng/mL, SP-D：＜110.0ng/mL,
  KL-6：≦500U/mL

心筋梗塞・心不全

- [ ] 心筋梗塞（胸痛, 眩暈等）
- [ ] 心不全（浮腫, 体重増加等）

相互作用

- [ ] ワルファリン使用時（INR）

・PT-INR：0.9～1.1（標準）, ワルファリン使用時の目標値：2.0～3.0（70歳以上は1.6～2.6）

カプレルサ®錠100mg（バンデタニブ）

適用疾患

- [ ] 根治切除不能な甲状腺髄様癌

投与量・投与期間

- [ ] 用法
- [ ] 投与量

- 1回300mgを1日1回，経口投与
- 減量：300mg→200mg→100mg

> 300mg／回
> 1日1回

副作用と投与計画

これだけは確認しよう！

肝機能

- [ ] AST/ALT ≦ 200U/L
- [ ] T-bil ≦ 3.6mg/dL

- AST/ALT ≦ 120U/dL，T-bil＜≦ 1.8mg/dLまで休薬し，減量再開．Child-Pugh BとCでは，投与は推奨されない（海外）
- ※T-bil ≧ 2.0mg/dL，Alb ≦ 3.5g/dL，プロトロンビン活性 ≦ 70%なら要スコア化分類（p.192参照）

腎機能

- [ ] Creベースライン ≦ 3倍または ≦ 4.0mg/dL
- [ ] GFR ≧ 30mL/min

- GFR ≧ 60mL/minまたはベースラインからのCre増加 ≦ 2倍まで休薬，減量再開
- GFR30〜50mL/minでは200mg開始を推奨（海外）

循環器系障害（不整脈等）

- [ ] QTc延長なし
- [ ] 不整脈症状（めまい，動悸，胸痛，胸部不快感）
- [ ] 低血圧
- [ ] 頻脈
- [ ] 電解質検査

- 500msecを超えるQTc値または変化量が50〜60msec以上：480msec以下まで休薬し，減量再開
- 6週間以内に回復しない場合は中止
- K：≧3.5mEq/L，Mg：≧1.8mg/dL，Ca：≧8.5mg/dL

間質性肺炎

- [ ] 息切れ，呼吸困難，咳嗽，発熱等の初期症状
- [ ] 定期的な胸部X線検査，胸部CT検査
- [ ] CRP, SP-A, SP-D, KL-6, 好酸球等

- 正常値
  CRP：≦0.1mg/dL, 好酸球：1〜5%,
  SP-A：＜43.8ng/mL, SP-D：＜110.0ng/mL,
  KL-6：≦500U/mL

高血圧

- [ ] 収縮期血圧 ≦ 140mmHg
- [ ] 拡張期血圧 ≦ 90mmHg
- [ ] 症候性

- 無症候性かつ収縮期血圧140〜159mmHgまたは拡張期血圧90〜99mmHgの場合，投与は継続可能，降圧薬を開始する
- 降圧治療にも関わらず収縮期160/拡張期100mmHg以上の場合，150/95mmHg以下まで休薬，回復後減量
- 症候性の場合，中止．血圧コントロールが不良なら減量

必要に応じて確認しよう

電解質

- [ ] Ca ≧ 7.0mg/dL

- 7.0mg/dL未満の場合，カルシウム剤やビタミンD製剤の投与等の適切な処置を行い，実施基準以上まで休薬する
- Alb低値は補正する．補正Ca値 (mg/dL) ＝血清総Ca値 (mg/dL) ＋4－血清Alb値 (g/dL)

甲状腺機能低下

- [ ] TSH ≦ 4μg/mL
- [ ] T_3 ≧ 2.3pg/mL
- [ ] T_4 ≧ 0.9ng/dL

- 1ヵ月ごとに検査
- T_4低下，TSH＞10μg/mL，症候性の場合，レボチロキシンによる補充療法を開始する．リスクとベネフィットを勘案するが，減量，休薬または投与中止は，通常は必要ない

心機能

- [ ] 左室駆出率 ≧ 50%またはベースラインから －20%以内
- [ ] 症候性

- 無症候性の駆出率低下があるが，3週以内に改善しない場合，休薬．症候性の症状は中止

その他

- [ ] 光線過敏反応，発疹，皮膚潰瘍
- [ ] 視力異常（霧視）
- [ ] 創傷，手術
- [ ] 出血傾向（ヘモグロビン変化）

グリベック®錠100mg(イマチニブメシル酸塩)

適用疾患

- [ ] 慢性骨髄性白血病(CML)
- [ ] 消化管間質腫瘍(GIST)
- [ ] 急性リンパ性白血病(Ph+ALL)
- [ ] 好酸球増多症候群, 慢性好酸球性白血病

・GISTは, KIT(CD117)陽性
・Ph+ALLは, フィラデルフィア染色体陽性
・好酸球増多症候群, 慢性好酸球性白血病は, FIP1L1-PDGFRα陽性

投与量・投与期間

- [ ] 用法
- [ ] 投与量

【慢性期CML】
・1日1回400mgを食後に経口投与(600mgまで増量可)

> 400mg/回　1日1回
> (600mgまで増量可)

【移行期または急性期CML】
・1日1回600mg(1日2回800mgまで増量可)

> 600mg/回　1日1回
> (1日2回800mgまで増量可)

【KIT陽性消化管間質腫瘍】
・1日1回400mg

> 400mg/回　1日1回

【Ph+ALL】
・1日1回600mg

> 600mg/回　1日1回

【FIP1L1-PDGFRα陽性の好酸球増多症候群または慢性好酸球性白血病】
・1日1回100mgを食後に経口(1回400mgまで増量可)

> 100mg/回　1日1回(1回400mgまで増量可)

・食後多めの水で服用(消化管刺激作用を最低限に抑えるため)

グリベック®錠

副作用と投与計画

これだけは確認しよう！

骨髄抑制

移行期・急性期CML, Ph＋ALL
- [ ] 好中球数 ≧ 500/mm^3
- [ ] 血小板数 ≧ 1万/mm^3

その他
- [ ] 好中球数 ≧ 1,000/mm^3
- [ ] 血小板数 ≧ 5万/mm^3

【移行期・急性期CML, Ph＋ALL】
- 骨髄穿刺により白血病に関連する骨髄抑制は減量の必要なし、副作用が疑われる場合、400mg/日に減量継続→血球減少が2週間続く場合は更に300mg/日に減量、血球減少が4週間続く場合は好中球数が1,000/mm^{3}以上、血小板数が2万/mm^{3}以上に回復するまで休薬し、300mg/日で治療を再開する

【その他】
- 好中球数1,500/mm^{3}以上及び血小板数7.5万/mm^{3}以上に回復するまで休薬、同量で再開する、再燃した場合、300mgに減量再開する

- 投与開始前と投与後の1ヵ月間は毎週、2ヵ月目は隔週、その後は2～3ヵ月ごとに検査する

肝機能

- [ ] AST/ALT ≦ 200U/dL
- [ ] T-bil ≦ 3.6mg/dL

- 投与開始前と投与後は1ヵ月ごと
- AST/ALT＜100U/L, T-Bil＜1.8mg/dLまで、休薬し、減量再開

必要に応じて確認しよう

体液貯留

- [ ] 体重増加、胸水、腹水
  - 体液貯留（胸水による呼吸困難等）、中止し利尿薬投与

既往

- [ ] HBV感染
  - HBs抗原（陽性）⇒ HBV定量
  - HBs抗原（陰性）かつHBc抗体（陽性）⇒ HBV定量
  - いずれも基準値以上でエンテカビル投与
  - 詳細はp.180参照

相互作用

- [ ] ワルファリン使用時（INR）
  - PT-INR：0.9～1.1（標準）、ワルファリン使用時の目標値：2.0～3.0（70歳以上は1.6～2.6）

その他

- [ ] 消化管出血（下血、貧血、黒色便、腹痛）
  - 腫瘍縮小による消化管穿孔

ザイティガ® 錠250mg(アビラテロン酢酸エステル)

適用疾患

- [ ] 去勢抵抗性前立腺癌
- [ ] 内分泌療法未治療
  (ハイリスクの予後因子有)

・ハイリスクの予後因子(Gleasonスコアが8以上, 3ヵ所以上の骨病変, 内臓転移のうち2つ以上)

投与量・投与期間

- [ ] 用法
- [ ] 投与量
- [ ] プレドニゾロンとの併用

・1日1回1,000mgを空腹時に経口投与(食事の1時間前から食後2時間までの間の服用は避ける)
・減量:1,000mg→750mg→500mg
・プレドニゾロン(PSL)として5〜10mg/日(1日1〜2回)を併用する

| 1,000mg/回 |
| 1日1回 |

| PSL 5〜10mg/日 |
| 1日1〜2回 |

ザイティガ®錠

副作用と投与計画

これだけは確認しよう！

肝機能

- [ ] AST/ALT ≦ 200U/L
- [ ] T-Bil ≦ 3.6mg/dL

- 1〜2ヵ月に1回
- AST/ALT ≦ 100U/L かつ T-Bil ≦ 1.8mg/dL に回復するまで休薬
- 回復後，750mg に減量再開
- AST/ALT ＞ 800U/L，T-Bil ＞ 12mg/dL は，中止，Child-Pugh C は，禁忌

※T-bil ≧ 2.0mg/dL，Alb ≦ 3.5g/dL，プロトロンビン活性 ≦ 70% なら要スコア化分類（p.192参照）

低K血症・高血圧

- [ ] K ≧ 3mEq/L
- [ ] 収縮期血圧 ≦ 140mmHg
- [ ] 拡張期血圧 ≦ 90mmHg

- 心疾患のある患者では，低K血症と高血圧が生じやすい
- 血清K値が 3mEq/L 未満の場合，補正が必要

必要に応じて確認しよう

心機能

- [ ] 心拍出量の低下による自覚症状がない
- [ ] 身の回りの日常生活動作の制限がない
- [ ] 浮腫または浮腫による体重増加がない

血小板減少

- [ ] 基準値内 (15万〜35万/mm³)

- 異常が認められたら中止

ザーコリ® カプセル200mg・250mg(クリゾチニブ)

適用疾患

- [ ] 切除不能な進行・再発の非小細胞肺癌
- ALK融合遺伝子陽性またはROS1融合遺伝子陽性

投与量・投与期間

- [ ] 用法
- [ ] 投与量

- 1回250mgを1日2回経口投与,休薬なし

> 250mg／回
> 1日2回

- 減量:250mg1日2回→200mg1日2回→250mg1日1回

副作用と投与計画

これだけは確認しよう!

骨髄抑制

- [ ] 好中球 ≧ 1,000/mm³
- [ ] 血小板 ≧ 5万/mm³

- 好中球≧1,000/mm³, 血小板≧5万/mm³まで休薬する. 回復後は休薬し, 同量で再開
- 好中球<1,000 〜<500/mm³, 血小板2.5〜<5万/mm³になった場合, 回復後は200mg1日2回から投与再開. それぞれ<500/mm³及び<2.5万/mm³の場合, 中止

肝機能

- [ ] T-bil ≦ 1.2 〜 1.8mg/dL かつAST/ALT ≦ 200U/L

- T-bil≦1.2mg/dLかつAST/ALT≦120U/Lまで休薬し, 200mg1日2回で減量再開
- T-bil>1.8mg/dLの場合, 中止

腎機能

- [ ] Creベースライン ≦ 3倍増 または ≦ 4.0mg/dL
- [ ] GFR ≧ 30mL/min

- GFR<30mL/minは, 1日1回250mgに減量または中止

間質性肺炎

- [ ] 息切れ，呼吸困難，咳嗽，発熱等の初期症状
- [ ] 定期的な胸部X線検査，胸部CT検査
- [ ] CRP, SP-A, SP-D, KL-6, 好酸球等

- 全Grade中止（症状がない検査的間質性肺炎も中止）
- 正常値
  CRP：≦0.1mg/dL, 好酸球：1～5%,
  SP-A：＜43.8ng/mL, SP-D：＜110.0ng/mL,
  KL-6：≦500U/mL

循環器系障害（不整脈等）

- [ ] QTc延長なし
- [ ] 不整脈症状（めまい，動悸，胸痛，胸部不快感）
- [ ] 電解質検査

- 500msecを超えるQTc値または変化量が50～60msec以上：回復後，＜481msecするまで休薬し，減量再開（3週間以内に回復しない場合中止）
- K：≧3.5mEq/L, Mg：≧1.8mg/dL, Ca：≧8.5mg/dL

必要に応じて確認しよう

心不全

- [ ] 体液貯留（肺水腫，胸水，心嚢液貯留等），急激な体重増加，心不全症状（息切れ，呼吸困難，浮腫等）

サレド®カプセル25・50・100（サリドマイド）

適用疾患

- [ ] 再発または難治性の多発性骨髄腫
- [ ] らい性結節性紅斑

投与量・投与期間

- [ ] 用法
- [ ] 投与量
- [ ] 休薬期間

【多発性骨髄腫】
- 1日1回100mgを就寝前に経口投与（1日400mgを超えない）
- 原則16週間までの投与，効果不十分の場合，4週間間隔で100mgずつ漸増

100mg/回　1日1回
16週

【らい性結節性紅斑】
- 50〜100mgより投与開始し，症状が緩和するまで必要に応じて漸増（1日400mgまで）

50〜100mg/回
1日1回

症状緩和まで漸増（400mg/日まで）

副作用と投与計画

これだけは確認しよう！

骨髄抑制

- [ ] 好中球 ≧ 1,000/mm³
- [ ] 血小板 ≧ 5万/mm³
- [ ] ヘモグロビン ≧ 8.0g/dL

- 100mg減量で継続し，1週間以内に回復しなければさらに100mg減量
- 好中球＜500/mm³，血小板＜2.5万/mm³は，中止

肝機能

- [ ] AST/ALT ≦ 120U/L
- [ ] T-bil ≦ 1.8mg/dL

- 100mg減量で継続し，1週間以内に回復しなければさらに100mg減量
- AST/ALT＞200U/L，T-bil＞3.6mg/dLは，中止

サレド®カプセル

腫瘍崩壊症候群（TLS）

- [ ] 尿酸<8mg/dL
- [ ] K<6mEq/Lまたは<6mmol/L
- [ ] P<4.5mg/dLまたは<1.45mmol/L
- [ ] Ca>7.0mg/dLまたは>1.75mmol/L

・痙攣や不整脈，クレアチニン上昇等のclinical TLS（→p.177）も考慮する

甲状腺機能低下

- [ ] TSH ≦ 4μg/mL
- [ ] T_3 ≧ 2.3pg/mL
- [ ] T_4 ≧ 0.9ng/dL

・1ヵ月ごとに検査
・T_4低下，TSH >10μg/mL，症候性の場合，レボチロキシンによる補充療法を開始．リスクとベネフィットを勘案するが，減量，休薬または投与中止は，通常は必要ない

必要に応じて確認しよう

間質性肺炎

- [ ] 息切れ，呼吸困難，咳嗽，発熱等の初期症状
- [ ] 定期的な胸部X線検査，胸部CT検査
- [ ] CRP, SP-A, SP-D, KL-6, 好酸球等

・正常値
CRP：≦0.1mg/dL，好酸球：1～5％，
SP-A：＜43.8ng/mL，SP-D：＜110.0ng/mL，
KL-6：≦500U/mL

その他

- [ ] 妊娠の有無
- [ ] 創傷，手術
- [ ] 深部静脈血栓症及び肺塞栓症
- [ ] 日常生活に支障ある末梢神経障害

・投与開始前の少なくとも1ヵ月間，投与中及び投与中止後少なくとも1ヵ月間は必ず避妊，1ヵ月ごとに追加の妊娠検査
・男性も投与開始から投与終了4週間後まで避妊
・創傷の治癒を阻害するので処置から一定期間休薬
・血栓塞栓症は，血栓症の再燃（胸痛，腹痛，四肢痛，片麻痺，視力低下，息切れ，しびれ等）は，原則中止

ジオトリフ®錠20mg・30mg・40mg・50mg(アファチニブマレイン酸塩)

適用疾患

- [ ] 手術不能または再発非小細胞肺癌

・EGFR遺伝子変異陽性

投与量・投与期間

- [ ] 用法
- [ ] 投与量

・1日1回40mgを空腹時に経口投与(食事の1時間前から食後3時間までを避ける)

40mg／回
1日1回

・1日1回40mgで3週間以上投与し、下痢、皮膚障害、口内炎及びその他のGrade2以上の副作用が認められない場合は1日1回50mgに増量してもよい
・減量:40mg→30mg→20mg→中止

副作用と投与計画

これだけは確認しよう!

肝機能

- [ ] AST/ALT ≦ 200U/L
- [ ] T-bil ≦ 3.6mg/dL

・AST/ALT ≦ 120U/L及びT-bil ≦ 1.8mg/dLまで休薬し、減量再開
・1~2ヵ月に1回検査、Child-Pugh Cで50%減量(隔日投与)は、中止
※T-bil ≧ 2.0mg/dL、Alb ≦ 3.5g/dL、プロトロンビン活性≦70%なら要スコア化分類(p.192参照)

間質性肺炎

- [ ] 息切れ、呼吸困難、咳嗽、発熱等の初期症状
- [ ] 定期的な胸部X線検査、胸部CT検査
- [ ] CRP, SP-A, SP-D, KL-6, 好酸球等

・正常値
CRP:≦0.1mg/dL、好酸球:1~5%、
SP-A:<43.8ng/mL、SP-D:<110.0ng/mL、
KL-6:≦500U/mL

ジオトリフ®錠

心機能

- [ ] 左室駆出率 ≧ 50%
- [ ] 体重変化（体液貯留）

・正常値：50%以上

腎機能

- [ ] GFR ≧ 30mL/min

・GFR＜30mL/minは，30mgから開始，＜15mL/minは，中止

必要に応じて確認しよう

膵炎

- [ ] リパーゼ ≦ 110U/L
- [ ] アミラーゼ ≦ 260U/L
- [ ] 症状（腹痛，嘔吐）

・リパーゼ≦83U/L，アミラーゼ≦195U/Lまで休薬し，減量再開

その他

- [ ] 下痢（48時間以上持続する）なし
- [ ] 皮膚障害（疼痛ありかつ身の回り以外の日常生活動作の制限がないこと）
- [ ] 口内炎（疼痛，経口摂取に支障なし）
- [ ] 消化管出血（Hb変化や黒色便）

・症状がGrade1相当に回復するまで休薬し，回復後は減量再開

ジカディア® カプセル150mg(セリチニブ)

適用疾患

- [ ] 切除不能な進行・再発の非小細胞肺癌
- ALK融合遺伝子陽性

投与量・投与期間

- [ ] 用法
- [ ] 投与量

- 750mgを1日1回,空腹時(食前1時間及び食後2時間以内の服用は避ける)に経口投与,休薬なし

750mg/回
1日1回

- 減量:750mg→600mg→450mg→300mg→中止

副作用と投与計画

これだけは確認しよう!

肝機能

カテゴリー	休薬・減量基準	対応
1	AST/ALT≦120U/Lかつ T−bil≧1.8〜<3.6mg/dL	・AST/ALT≦120U/L,T−bil≦1.8mg/dLまで休薬 ・7日間を超えて軽快した場合は,同量再開.7日間を超えて軽快した場合は,150mg減量
1	AST/ALT>120U/Lかつ T−bil≦1.8mg/dL	
2	AST/ALT≦120U/Lかつ T−bil≧3.6mg/dL	・AST/ALT≦120U/L,T−bil≦1.8mg/dLまで休薬 ・7日以内に回復したら150mg減量,しない場合中止
2	AST/ALT>120U/Lかつ T−bil≧1.8〜<2.4mg/dL	
3	AST/ALT>800U/Lかつ T−bil≧1.8mg/dL	・AST/ALT≦120U/L,T−bil≦1.8mg/dLまで休薬.150mg減量再開
4	T−bil>12mg/dL	・中止
4	AST/ALT≧120U/Lかつ T−bil≧2.4mg/dL	

間質性肺炎

- [ ] 息切れ, 呼吸困難, 咳嗽, 発熱等の初期症状
- [ ] 定期的な胸部X線検査, 胸部CT検査
- [ ] CRP, SP-A, SP-D, KL-6, 好酸球等

- 全Grade中止（症状がない検査的間質性肺炎も中止）
- 正常値
  CRP：≦0.1mg/dL, 好酸球：1〜5%, SP-A：<43.8ng/mL, SP-D：<110.0ng/mL, KL-6：≦500U/mL

循環器系障害（不整脈等）

- [ ] QTc延長なし
- [ ] 不整脈症状（めまい, 動悸, 胸痛, 胸部不快感）
- [ ] 徐脈（心拍数60/分以上）
- [ ] 電解質検査

- 500msecを超えるQTc値または変化量が50〜60msec以上：回復後, <481msecするまで休薬し, 150mg減量再開（ただし, 症状があれば中止）
- K：≧3.5mEq/L, Mg：≧1.8mg/dL, Ca：≧8.5mg/dL

血糖

- [ ] 空腹時血糖<250mg/dL（治療の有無問わず）

- 血糖コントロールが得るまで休薬し, 150mg減量再開

膵炎

- [ ] リパーゼ≦110U/L
- [ ] アミラーゼ≦260U/L
- [ ] 症状（腹痛, 嘔吐）

- リパーゼ≦83U/L, アミラーゼ≦195U/Lまで休薬し, 減量再開

下痢

- [ ] ベースラインと比べて7回以上/日の排便回数増加

- ベースラインと比べて7回以上/日の排便回数増加やストーマからの大量の排液の場合回復まで中止, 減量再開

悪心・嘔吐

- [ ] 1日6回以上の症状
- [ ] 水分や栄養の補充が必要な悪心

- 1日1〜2回の嘔吐症状まで休薬し, 150mg減量再開

ジャカビ® 錠5mg・10mg（ルキソリチニブリン酸塩）

適用疾患

- [ ] 骨髄線維症
- [ ] 真性多血症

・真性多血症は，ヒドロキシカルバミドによる既存治療が効果不十分または不適当な場合適用可

投与量・投与期間

- [ ] 用法
- [ ] 投与量

【骨髄線維症】
・1日2回12時間ごと（1回5mg～25mg）
・開始用量は血小板数に応じて調節する（→下表）

【真性多血症】
・血小板＞10万/mm^{3}の場合，1回10mgで開始，1日2回12時間ごと（1回25mgまで）
・血小板≧5～＜10万mm^{3}の場合，併用量5～10mg/回からの開始を考慮する
・休薬なし（開始時血小板＜5万/mm^3：投与不可）
・増量は，5mgずつ2週間以上の間隔をあける（初回投与後，4週間は増量しない）

骨髄線維症におけるジャカビ開始用量

血小板数	開始用量
＞20万/mm^3	1回20mg 1日2回
10万/mm^{3}以上20万/mm^{3}以下	1回15mg 1日2回
5万/mm^{3}以上10万/mm^{3}未満	1回5mg 1日2回
＜5万/mm^3	投与不可

真性多血症におけるジャカビ減量と休薬

血小板数	5万/mm^{3}以上, 10万/mm^{3}未満	減量
	5万/mm^{3}未満	休薬
ヘモグロビン	8g/dL以上, 12g/dL未満	減量
	8g/dL未満	休薬

副作用と投与計画

これだけは確認しよう！

既往

- [ ] HBV感染
- [ ] 結核
- [ ] 敗血症，肺炎，ウイルス感染（帯状疱疹）

・HBs抗原（陽性）⇒ HBV定量
・HBs抗原（陰性）かつHBc抗体（陽性）⇒ HBV定量
・いずれも基準値以上でエンテカビル投与
・詳細はp.180参照

骨髄抑制

骨髄線維症
- [ ] 好中球 ≧ 500/mm³
- [ ] 血小板 ≧ 12.5万/mm³

真性多血症
- [ ] 好中球 ≧ 1,000/mm³
- [ ] 血小板 ≧ 10万/mm³
- [ ] ヘモグロビン ≧ 12g/dL

・骨髄線維症:投与中,血小板数に応じた減量基準に従う(→p.56表)

肝機能

- [ ] AST/ALT ≦ 200U/L
- [ ] T-bil ≦ 3.6mg/dL

・Child-Pugh A以上かつ血小板10万/mm³未満なら減量,赤血球増加を伴う肝機能障害も減量
※T-bil ≧ 2.0mg/dL,Alb ≦ 3.5g/dL,プロトロンビン活性≦70%なら要スコア化分類(p.192参照)

必要に応じて確認しよう

腎機能

- [ ] GFR ≧ 60mL/min

・GFR < 60mL/min未満で減量推奨(海外)

間質性肺炎

- [ ] 息切れ,呼吸困難,咳嗽,発熱等の初期症状
- [ ] 定期的な胸部X線検査,胸部CT検査
- [ ] CRP,SP-A,SP-D,KL-6,好酸球等

・正常値
CRP:≦0.1mg/dL,好酸球:1〜5%,
SP-A:<43.8ng/mL,SP-D:<110.0ng/mL,
KL-6:≦500U/mL

その他

- [ ] 体重変化
- [ ] 消化管出血(Hb変化や黒色便)
- [ ] 神経障害(健忘,歩行障害,知覚障害,錐体外路症状,舌のもつれ,意識障害,麻痺,尿失禁)

・体重変化は,心不全による
・神経障害は,白質脳症による

スタラシド® カプセル50・100（シタラビン オクホスファート水和物）

適用疾患

- [ ] 成人急性非リンパ性白血病
- [ ] 骨髄異形成症候群

投与量・投与期間

- [ ] 用法
- [ ] 投与量
- [ ] 休薬期間

【成人急性非リンパ性白血病】
・1日100～300mgを2～3週間連続経口投与し，2～3週間休薬

100～300mg／日	休薬
2～3週	2～3週

【骨髄異形成症候群】
・1日100～200mgを2～3週間連続経口投与し，2～3週間休薬

100～200mg／日	休薬
2～3週	2～3週

副作用と投与計画

これだけは確認しよう！

骨髄抑制

- [ ] 好中球 ≧ 1,000/mm³
- [ ] 血小板 ≧ 5万/mm³
- [ ] ヘモグロビン ≧ 8g/dL

必要に応じて確認しよう

肝機能

- [ ] AST/ALT ≦ 200U/L
- [ ] T-bil ≦ 3.6mg/dL

腎機能

- [ ] Creベースライン ≦ 3倍増 または ≦ 4.0mg/dL
- [ ] GFR ≧ 30mL/min

間質性肺炎

- [ ] 息切れ，呼吸困難，咳嗽，発熱等の初期症状
- [ ] 定期的な胸部X線検査，胸部CT検査
- [ ] CRP, SP-A, SP-D, KL-6, 好酸球等

・正常値
CRP：≦0.1mg/dL, 好酸球：1〜5%,
SP-A：<43.8ng/mL, SP-D：<110.0ng/mL,
KL-6：≦500U/mL

スチバーガ®錠40mg(レゴラフェニブ)

適用疾患

- [ ] 治癒切除不能な進行・再発の結腸・直腸癌
- [ ] 消化管間質腫瘍(GIST)
- [ ] 切除不能な肝細胞癌(HCC)

- GISTは，イマチニブ及びスニチニブによる治療後
- GIST, HCCは，がん化学療法後に増悪した場合

投与量・投与期間

- [ ] 用法
- [ ] 投与量
- [ ] 休薬期間

- 1日1回160mgを食後に3週間連日経口投与，1週間休薬

160mg／回 1日1回	休薬
←―――― 3週 ――――→	← 1週 →

- 減量：160mg→120mg→80mg→中止
- 空腹時投与及び高脂肪食摂取後を避ける

副作用と投与計画

これだけは確認しよう！

肝機能

- [ ] AST/ALT<200U/dL
- [ ] T-bil<2.4mg/dL

- 投与前，投与後は，2ヵ月間毎週，以後2ヵ月に1回
- AST/ALT≧200U/Lの場合，120U/Lまで休薬し，再開時減量(2回目の再燃は中止)
- AST/ALT≧800U/Lの場合，中止
- AST/ALT≧120U/dL以上かつT-bil≧2.4mg/dLの場合，中止

手足症候群

- [ ] Grade0～1(疼痛あり又は身の回り以外の日常生活動作の制限がないこと)

- Grade2(疼痛ありまたは身の回り以外の日常生活動作の制限)：40mg減量して継続．減量継続にて1週間以内に回復しない場合，休薬
- 症状再燃2～3回目；さらに減量，4回目；中止
- Grade3(疼痛ありかつ身の回り以外の日常生活動作の制限)：Grade0～1まで7日間は休薬する．再開時，減量．Grade3が3回目の場合，中止

高血圧

- [ ] 収縮期血圧 ≦ 140mmHg
- [ ] 拡張期血圧 ≦ 90mmHg
- [ ] 症候性

・無症候性かつ収縮期血圧140〜159mmHgまたは拡張期血圧90〜99mmHgの場合,投与は継続可能,降圧薬を開始する
・降圧治療にも関わらず収縮期160/拡張期100mmHg以上の場合,150/95mmHg以下まで休薬,回復後,減量再開
・症候性の場合,中止.血圧コントロールが不良なら減量

甲状腺機能低下

- [ ] TSH ≦ 4μg/mL
- [ ] T_3 ≧ 2.3pg/mL
- [ ] T_4 ≧ 0.9ng/dL

・1ヵ月ごとに検査
・T_4低下,TSH>10μg/mL,症候性の場合,レボチロキシンによる補充療法を開始する.リスクとベネフィットを勘案するが,減量,休薬または投与中止は,通常は必要ない

尿蛋白

- [ ] 尿蛋白定性(−〜1+)
- [ ] 尿蛋白定量
  (<1.0g/24hまたは尿蛋白クレアチニン比<1.0)

・蛋白尿:定性で2+以上なら定量(2〜3g/dL/24hr以上で中止)

必要に応じて確認しよう

血栓症

- [ ] 血管閉塞事象(胸痛,腹痛,四肢痛,片麻痺,視力低下,息切れ,しびれ等)

・心筋梗塞,脳梗塞,網膜動脈閉塞症,末梢動脈閉塞,性疾患,静脈血栓塞栓症等を示す.高血圧,糖尿病,脂質異常症等が危険因子

その他

- [ ] 創傷

・手術の前に投与を中断

スーテント®カプセル12.5mg(スニチニブリンゴ酸塩)

適用疾患

- [ ] イマチニブ抵抗性の消化管間質腫瘍
- [ ] 根治切除不能または転移性の腎細胞癌
- [ ] 膵神経内分泌腫瘍

投与量・投与期間

- [ ] 用法用量
- [ ] 投与期間

【消化管間質腫瘍, 腎細胞癌】
・1日1回50mgを4週間連日経口投与, 2週間休薬

50mg/回 1日1回	休薬
←―――― 4週 ――――→	← 2週 →

・減量:50mg→37.5mg→25mg→12.5mg

【膵神経内分泌腫瘍】
・1日1回37.5mgを経口投与(1日1回50mgまで増量可)

37.5mg/回 1日1回

・減量:37.5mg→25mg→12.5mg
・減量は, 12.5mgずつ行う

副作用と投与計画

これだけは確認しよう!

骨髄抑制

- [ ] 好中球≧1,500/mm³
- [ ] ヘモグロビン≧9g/dL
- [ ] 血小板≧10万/mm³

・好中球≧1,500/mm³, ヘモグロビン≧9g/dL, 血小板≧10万/mm³になるまで, 休薬. 以後同量再開. ただし, 好中球<500/mm³, 血小板<2.5万/mm³になった場合, 減量再開
・肺出血の場合, 急激なヘモグロビン低下を伴う喀痰を観察

スーテント® カプセル

肝機能

- [ ] ALT/AST ≦ 100U/L
  （肝転移の場合 ≦ 200U/L）
- [ ] T-Bil ≦ 1.8mg/dL

- Child-Pugh C あるいは ALT/AST：＞100U/L：中止
※T-bil ≧ 2.0mg/dL、Alb ≦ 3.5g/dL、プロトロンビン活性 ≦ 70%なら要スコア化分類（p.192参照）

甲状腺機能低下

- [ ] TSH ≦ 4μg/mL
- [ ] T_3 ≧ 2.3pg/mL
- [ ] T_4 ≧ 0.9ng/dL

- 1ヵ月ごとに検査
- T_4 低下、TSH＞10μg/mL、症候性の場合、レボチロキシンによる補充療法を開始する。リスクとベネフィットを勘案するが、減量、休薬または投与中止は、通常は必要ない。まれに過剰症もある

膵炎

- [ ] リパーゼ ≦ 110U/L
- [ ] アミラーゼ ≦ 260U/L
- [ ] 症状（腹痛、嘔吐）

- リパーゼ ≦ 83U/L、アミラーゼ ≦ 195U/L まで休薬し、同一または一段階減量して再開。症状がある場合は中止

心機能

- [ ] 左室駆出率 ≧ 50%
- [ ] ベースラインからの左室駆出率低下 ＜ 20%
- [ ] 体重変化（体液貯留所見なし）

- 左室駆出率：50%以上が正常。左室駆出率が50%未満でかつベースラインから20%を超えて低下した場合、休薬または減量

高血圧

- [ ] 収縮期血圧 ≦ 140mmHg
- [ ] 拡張期血圧 ≦ 90mmHg
- [ ] 症候性

- 無症候性かつ収縮期血圧140〜159mmHgまたは拡張期血圧90〜99mmHgの場合、投与は継続可能。降圧薬を開始する
- 降圧治療にも関わらず収縮期160/拡張期100mmHg以上の場合、150/95mmHg以下まで休薬、回復後に減量再開
- 症候性の場合、中止。血圧コントロールが不良なら減量

循環器系障害（不整脈等）

- [ ] QTc延長なし
- [ ] 不整脈症状（めまい、動悸、胸痛、胸部不快感）
- [ ] 電解質検査

- 500msecを超えるQTc値または変化量が50〜60msec以上：回復＜481msecするまで休薬し、減量再開（3週間以内に回復しない場合中止）
- K：≧3.5mEq/L、Mg：≧1.8mg/dL、Ca：≧8.5mg/dL

必要に応じて確認しよう

血栓症

- [ ] 血管閉塞事象（胸痛，腹痛，四肢痛，片麻痺，視力低下，息切れ，しびれ等）

・心筋梗塞，脳梗塞，網膜動脈閉塞症，末梢動脈閉塞性疾患，静脈血栓塞栓症等を示す．高血圧，糖尿病，脂質異常症等が危険因子

蛋白尿

- [ ] 尿蛋白定性（−〜1+）
- [ ] 尿蛋白定量（<1.0g/24hまたは尿蛋白クレアチニン比<1.0）
- [ ] アルブミン≧3.0g/dL

・蛋白尿：定性で2+以上なら定量（2〜3g/dL/24hr以上で中止）

腎機能

- [ ] Creベースライン≦3倍または≦4.0mg/dL
- [ ] GFR≧30mL/min

横紋筋融解

- [ ] CPK≦250U/L（男性），≦170U/L（女性）
- [ ] 筋肉痛，着色尿

・男性59〜248U/L，女性41〜153U/L（筋肉痛を認めたら検査）

腫瘍崩壊症候群（TLS）

- [ ] 尿酸<8mg/dL
- [ ] K<6mEq/Lまたは<6mmol/L
- [ ] P<4.5mg/dLまたは<1.45mmol/L
- [ ] Ca>7.0mg/dLまたは>1.75mmol/L

・痙攣や不整脈，クレアチニン上昇等のclinical TLS（→p.177）も考慮する

その他

- [ ] 神経障害（健忘，歩行障害，知覚障害，錐体外路症状，舌のもつれ，舌のもつれ，意識障害，麻痺，尿失禁）
- [ ] 創傷
- [ ] 副腎機能不全（筋力低下，疲労，起立性低血圧）

・神経障害は，白質脳症による
・手術時は投与を中断

スプリセル® 錠20mg・50mg（ダサチニブ）

適用疾患

- [ ] 慢性骨髄性白血病（CML）
- [ ] 再発または難治性の急性リンパ性白血病（Ph+ALL）

・CMLはイマチニブに抵抗性あるいは忍容性のない患者へ投与
・ALLは，フィラデルフィア染色体陽性

投与量・投与期間

- [ ] 用法
- [ ] 投与量

【慢性期CML】
・1日1回100mg（140mgまで増量可）

> 100mg/回　1日1回
> （140mgまで増量可）

【移行期・急性期CML，Ph+ALL】
・1回70mgを1日2回（1回90mgまで増量可）

> 70mg/回　1日2回
> （1回90mgまで増量可）

・減量100mg/日開始の場合→80mg→50mg/日，140mg/日開始の場合→100mg→80mg/日

副作用と投与計画

これだけは確認しよう！

骨髄抑制

移行期・急性期CML，Ph+ALL
- [ ] 好中球≧500/mm^3
- [ ] 血小板≧1万/mm^3

慢性期CML
- [ ] 好中球≧1,000/mm^3
- [ ] 血小板≧5万/mm^3

［移行期・急性期CML，Ph+ALL］
・好中球≧1,000/mm^{3}以上，血小板≧2万/mm^{3}まで休薬，回復後，同量で再開→再び減少認めた場合減量（50mg/回/1日2回，40mg/回/1日2回）

［慢性期CML］
・好中球≧1,000/mm^{3}以上及び血小板≧5万/mm^{3}に回復するまで休薬し，1日1回100mgで治療を再開→血小板<2.5万/mm^{3}か再び好中球が7日間を超えて<1,000/mm^{3}の場合，好中球≧1,000/mm^{3}及び血小板≧5万/mm^{3}休薬し，80mg/日減量再開

・血液検査は投与開始前と投与後の2ヵ月間は毎週，その後は1ヵ月ごと

スプリセル®錠

既往

- [ ] HBV感染

- HBs抗原（陽性）⇒ HBV定量
- HBs抗原（陰性）かつHBc抗体（陽性）⇒ HBV定量
- いずれも基準値以上でエンテカビル投与
- 詳細はp.180参照

循環器系障害（不整脈等）

- [ ] QTc延長なし
- [ ] 不整脈症状（めまい，動悸，胸痛，胸部不快感）
- [ ] 電解質検査

- 500msecを超えるQTc値：回復（＜481msec）するまで休薬し，減量再開（3週間以内に回復しない場合中止）
- K：≧3.5mEq/L, Mg：≧1.8mg/dL, Ca：≧8.5mg/dL

体液貯留

- [ ] 体重増加
- [ ] 胸水による呼吸困難

必要に応じて確認しよう

心機能

- [ ] 左室駆出率 ≧ 50%

- 正常値：50%以上

肝機能

- [ ] AST/ALT ≦ 200U/L
- [ ] T-bil ≦ 3.6mg/dL

- AST/ALT ≦ 120U/L 及び T-bil ≦ 1.8mg/dL まで休薬し，減量再開

間質性肺炎

- [ ] 息切れ，呼吸困難，咳嗽，発熱等の初期症状
- [ ] 定期的な胸部X線検査，胸部CT検査
- [ ] CRP, SP-A, SP-D, KL-6, 好酸球等

- 正常値
  CRP：≦0.1mg/dL, 好酸球：1〜5%,
  SP-A：＜43.8ng/mL, SP-D：＜110.0ng/mL,
  KL-6：≦500U/mL

その他

- [ ] 出血傾向

- 抗凝固薬を投与中の場合

ゼルボラフ®錠240mg(ベムラフェニブ)

適用疾患

☐ 根治切除不能な悪性黒色腫

・BRAF遺伝子変異を有すること

投与量・投与期間

☐ 用法
☐ 投与量

・1回960mgを1日2回経口投与(食事の影響を避けるため,食事の1時間前から食後2時間までの間の服用は避ける)
・減量:960mg→720mg→480mg

960mg／回
1日2回

ゼルボラフ®錠

副作用と投与計画

これだけは確認しよう！

循環器系障害（不整脈等）

- [ ] QTc延長なし
- [ ] 不整脈症状（めまい，動悸，胸痛，胸部不快感）
- [ ] 低血圧
- [ ] 頻脈・徐脈
- [ ] QTc延長を起こす抗不整脈薬
- [ ] 電解質検査

- 500msecを超えるQTc値かつ変化量が60msec以上：中止
- 500msecを超えるQTc値かつ変化量が60msec未満：休薬回復後，減量再開し，3回目中止
- キニジン，プロカインアミド，ジソピラミド，ソタロール等
- K：≧3.5mEq/L，Mg：≧1.8mg/dL，Ca：≧8.5mg/dL

肝機能

- [ ] AST/ALT ≦ 200U/L
- [ ] T-bil ≦ 3.6mg/dL

- AST/ALT ≦ 120U/dL，T-bil ≦ 1.8mg/dLまで休薬し，減量再開
- 最低値が，AST/ALT＞800U/dL，T-bil＞12mg/dLの場合は中止

必要に応じて確認しよう

腎機能

- [ ] Creベースライン≦3倍または≦4.0mg/dL
- [ ] GFR ≧ 30mL/min

- Creベースラインからの増加≦2倍，GFR≧60mL/minまで休薬，減量再開
- 最低値がGFR＜15mL/minの場合は中止

皮膚障害等

- [ ] 薬剤過敏性症候群（発疹，発熱が認められ，さらに肝機能障害，リンパ節腫脹，白血球増加，好酸球増多等）
- [ ] 光線過敏症
- [ ] ブドウ膜炎等の眼障害

ゼローダ®錠300（カペシタビン）

適用疾患

- [ ] 乳癌
- [ ] 結腸・直腸癌（補助）
- [ ] 治癒切除不能な進行・再発の結腸・直腸癌（併用）
- [ ] 胃癌（併用）
- [ ] 直腸癌（RT併用）

投与量・投与期間

- [ ] 用法
- [ ] 投与量
- [ ] 休薬期間

【乳癌】
・A法（3週投与 1週休薬），B法（2週投与 1週休薬）
【結腸・直腸癌の単剤による補助化学療法】
・B法（2週投与 1週休薬）
【治癒切除不能な進行・再発の結腸・直腸癌，胃癌の併用療法】
・C法（2週投与 1週休薬）
【直腸癌（RT併用）】
・D法（5日投与 2日休薬）

・投与量，減量の詳細はp.71参照

A法（乳癌：3週投与（1日2回）1週休薬，投与量825mg/m²）

体表面積	1回用量
1.31m² 未満	900mg（3錠）
1.31m² 以上 1.64m² 未満	1,200mg（4錠）
1.64m² 以上	1,500mg（5錠）

B法（乳癌，大腸癌補助：2週投与（1日2回）1週休薬，投与量1,250mg/m²）

体表面積	1回用量
1.33m² 未満	1,500mg（5錠）
1.33m² 以上 1.57m² 未満	1,800mg（6錠）
1.57m² 以上 1.81m² 未満	2,100mg（7錠）
1.81m² 以上	2,400mg（8錠）

C法（大腸癌併用：2週投与（1日2回）1週休薬，投与量1,000mg/m²）

体表面積	1回用量
1.36m² 未満	1,200mg（4錠）
1.36m² 以上 1.66m² 未満	1,500mg（5錠）
1.66m² 以上 1.96m² 未満	1,800mg（6錠）
1.96m² 以上	2,100mg（7錠）

大腸癌で他の抗がん薬（オキサリプラチンなど）と併用

D法（大腸癌放射線併用：2週投与（1日2回）1週休薬，投与量825mg/m²）

体表面積	1回用量
1.31m² 未満	900mg（3錠）
1.31m² 以上 1.64m² 未満	1,200mg（4錠）
1.64m² 以上	1,500mg（5錠）

1,250mg/m²相当量で投与を開始した場合の減量時の投与量

体表面積	1回用量	
	減量段階1	減量段階2
1.13m² 未満	900mg（3錠）	600mg（2錠）
1.13m² 以上 1.21m² 未満	1,200mg（4錠）	
1.21m² 以上 1.45m² 未満	1,200mg（4錠）	900mg（3錠）
1.45m² 以上 1.69m² 未満	1,500mg（5錠）	900mg（3錠）
1.69m² 以上 1.77m² 未満	1,500mg（5錠）	1,200mg（4錠）
1.77m² 以上	1,800mg（6錠）	1,200mg（4錠）

1,000mg/m²相当量で投与を開始した場合の減量時の投与量

体表面積	1回用量	
	減量段階1	減量段階2
1.41m² 未満	900mg（3錠）	600mg（2錠）
1.41m² 以上 1.51m² 未満	1,200mg（4錠）	
1.51m² 以上 1.81m² 未満	1,200mg（4錠）	900mg（3錠）
1.81m² 以上 2.11m² 未満	1,500mg（5錠）	900mg（3錠）
2.11m² 以上	1,500mg（5錠）	1,200mg（4錠）

副作用と投与計画

これだけは確認しよう！

骨髄抑制

- [ ] 好中球 ≧ 1,000/mm³
- [ ] ヘモグロビン ≧ 8g/dL
- [ ] 血小板 ≧ 5万/mm³

・好中球 ≧ 1,500/mm³, ヘモグロビン ≧ 10g/dL, 血小板 ≧ 7.5万/mm³ まで休薬し, 回復後, 減量なし（1回目）, 2回目以降順次, 減量再開（3回目以上繰り返す場合, 中止を考慮）

肝機能

- [ ] AST/ALT ≦ 200U/L
- [ ] T-bil ≦ 3.6mg/dL

・AST/ALT ≦ 120U/dL, T-bil ≦ 1.8mg/dL まで休薬し, 回復後, 減量なし（1回目）, 2回目以降順次, 減量再開（3回目以上繰り返す場合, 中止を考慮）

腎機能

- [ ] Creベースライン ≦ 3倍 または ≦ 4.0mg/dL
- [ ] GFR ≧ 50mL/min

・Creベースライン×<2倍 または増加<0.3mg/dL, FR ≧ 50〜60mL/min まで休薬, 減量再開. 最低値が GFR<15mL/min の場合は中止
・GFR<50mL/min：25％減量, <30mL/min：中止（海外）

必要に応じて確認しよう

手足症候群

- [ ] 腫脹を伴う有痛性皮膚紅斑, 日常生活への支障がない

・日常生活への制限（例えば疼痛）がなくなるまで休薬し, 回復後, 減量なし（1回目）, 2回目以降順次, 減量再開（3回目以上繰り返す場合, 中止を考慮）

間質性肺炎

- [ ] 息切れ, 呼吸困難, 咳嗽, 発熱等の初期症状
- [ ] 定期的な胸部X線検査, 胸部CT検査
- [ ] CRP, SP-A, SP-D, KL-6, 好酸球等

・正常値
CRP：≦0.1mg/dL, 好酸球：1〜5％, SP-A：<43.8ng/mL, SP-D：<110.0ng/mL, KL-6：≦500U/mL

血栓症

- [ ] 血管閉塞事象（胸痛, 腹痛, 四肢痛, 片麻痺, 視力低下, 息切れ, しびれ等）

・心筋梗塞, 脳梗塞, 網膜動脈閉塞症, 末梢動脈閉塞, 性疾患, 静脈血栓塞栓症等を示す. 高血圧, 糖尿病, 脂質異常症等が危険因子

ゼローダ®錠

相互作用

- [ ] テガフール・ギメラシル・オテラシルカリウム配合剤 (TS-1)
- [ ] ワルファリン使用時 (INR)

・TS-1使用後は, 7日間空ける
・PT-INR：0.9〜1.1（標準）, ワルファリン使用時の目標値：2.0〜3.0（70歳以上は, 1.6〜2.6）

その他

- [ ] 神経障害（健忘, 歩行障害, 知覚障害, 錐体外路症状, 舌のもつれ, 意識障害, 麻痺, 尿失禁）
- [ ] 腸炎（腹痛・下痢・血便）
- [ ] 口内炎
- [ ] 不整脈（動悸等）
- [ ] 心不全（浮腫, 体重増加等）

・神経障害は, 白質脳症による

ゾスパ®錠40mg（ギルテリチニブフマル酸塩）

適用疾患

- [ ] 急性骨髄性白血病

・再発または難治性かつFLT3遺伝子変異陽性であること

投与量・投与期間

- [ ] 用法
- [ ] 投与量

・120mgを1日1回経口投与，4週間の投与により効果がみられない場合は，1日1回
・200mgに増量可能

> 120mg／回
> 1日1回

・減量（200mg）→120mg→80mg→40mg

ゾスパタ®錠

副作用と投与計画

これだけは確認しよう!

循環器系障害(不整脈等)

- [ ] QTc延長なし
- [ ] 心拍数:60/分以上
- [ ] 電解質検査

・500msecを超えるQTc値がある場合,480msec以下またはベースラインに回復まで休薬.回復後は,1段階減量再開
・K:≧3.5mEq/L, Mg:≧1.8mg/dL, Ca:≧8.5mg/dL
・QTc延長を生じる薬剤〔キニジン,プロカインアミド(アミサリン®錠)等〕との併用注意

肝機能

- [ ] AST/ALT ≦ 200U/L
- [ ] T-bil ≦ 3.6mg/dL

・基準を超えた場合,AST/ALT ≦ 120U/L及びT-bil ≦ 1.8mg/dLに回復まで休薬.回復後は,1段階減量再開

骨髄抑制

- [ ] 好中球 ≧ 1,000/μL
- [ ] 血小板 ≧ 5万/μL
- [ ] ヘモグロビン ≧ 8.0g/dL

・好中球≧1,500/μL,血小板≧7.5万/μL,ヘモグロビン≧10.0g/dLまで休薬.回復後は,1段階減量再開

腎機能

- [ ] Creベースライン ≦ 3倍 または ≦ 4.0 mg/dL
- [ ] GFR ≧ 30mL/min

・Cre増加がベースライン≦1.5〜2倍またはGFR≧60mL/minまで休薬.回復後は,1段階減量再開

ゾリンザ® カプセル100mg(ボリノスタット)

適用疾患

- [ ] 皮膚T細胞性リンパ腫

投与量・投与期間

- [ ] 用法
- [ ] 投与量
- [ ] 休薬期間

・1日1回400mgを食後に投与
・減量：400mg→300mg/日（連日）→300mg5日間投与後2日間休薬

400mg／回 1日1回	休薬
──5日──	─2日─

副作用と投与計画

これだけは確認しよう!

骨髄抑制

- [ ] 好中球 ≧ 1,000/mm³
- [ ] 血小板 ≧ 5万/mm³
- [ ] ヘモグロビン ≧ 8g/dL

- Grade4(好中球<500/mm³, 血小板<2.5万/mm³, 緊急処置を要する貧血)の骨髄抑制は, 好中球≧1,500/mm³, 血小板≧7.5万/mm³, ヘモグロビン≧10g/dLまで休薬, 減量再開(2週間以内に回復しない場合, 中止)
- Grade3の貧血(<8g/dL)及び血小板減少症(<5万/mm³)は, 休薬は必須ではない

血糖(耐糖能)

- [ ] 空腹時血糖<110mg/dL
- [ ] ヘモグロビンA1c<6.2%

- 血糖:73～109mg/dL
- ヘモグロビンA1c:4.6～6.2(NGSP値)%

腎機能

- [ ] Creベースライン増加≦3倍増または≦4.0mg/dL
- [ ] GFR ≧ 30mL/min

- Creベースラインからの増加≦2倍, GFR≧60mL/minに回復まで休薬, 減量, 再開. 最低値がGFR<15mL/minの場合は中止

肝機能

- [ ] AST/ALT ≦ 200U/L
- [ ] T-bil ≦ 3.6mg/dL

- AST/ALT<120U/dL, T-bil<1.8mg/dLまで休薬し, 減量再開(2週間以内に回復しない場合は中止)
- 軽度の肝障害患者に対する最大耐用量は300mg, 中等度の肝障害患者に対する最大耐用量は200mg

必要に応じて確認しよう

血栓症

- [ ] 血管閉塞事象(胸痛, 腹痛, 四肢痛, 片麻痺, 視力低下, 息切れ, しびれ等)

- 心筋梗塞, 脳梗塞, 網膜動脈閉塞症, 末梢動脈閉塞, 性疾患, 静脈血栓塞栓症等を示す. 高血圧, 糖尿病, 脂質異常症等が危険因子

その他

- [ ] ワルファリン使用時(INR)
- [ ] 脱水

- PT-INR:0.9～1.1(標準), ワルファリン使用時の目標値:2.0～3.0(70歳以上は, 1.6～2.6)

タイケルブ®錠250mg（ラパチニブトシル酸塩水和物）

適用疾患

- [ ] 手術不能または再発乳癌
- ・HER2過剰発現があること

投与量・投与期間

- [ ] 用法
- [ ] 投与量

・1日1回，食事の1時間以上前または食後1時間以降に経口投与（カペシタビンとの併用：1,250mg，アロマターゼ阻害薬との併用：1,500mg）
・減量：1,250mg（カペシタビンと併用）→1,000mg，1,500mg（アロマターゼ阻害薬と併用）→1,250mg

●カペシタビンとの併用

1,250mg／回
1日1回

●アロマターゼ阻害薬との併用

1,500mg／回
1日1回

副作用と投与計画

これだけは確認しよう！

骨髄抑制

- [ ] 好中球 ≧ 500/mm³
- [ ] ヘモグロビン ≧ 6.5g/dL
- [ ] 血小板 ≧ 2.5万/mm³

・好中球数≧1,500/mm³，血小板数≧7.5万/mm³，ヘモグロビン10g/dLまで休薬，減量再開（1回目は減量なし，2回目より減量）

腎機能

- [ ] Cre ≦ 1.5mg/dL またはベースラインから ≦ 2倍増
- [ ] GFR ≧ 40mL/min

・Cre≦1.5mg/dL，GFR＞60mL/minまで休薬，減量再開

肝機能

- [ ] ALT ≦ 120U/L
- [ ] T-bil ≦ 2.4mg/dL
- [ ] 症候性（黄疸，倦怠感等）

・総ビリルビン＞2.4mg/dLまたはALT＞120U/L中止．無症候性かつALT＞120U/Lは，継続可能であるが1週間間隔で再検し，4週以内に改善しない場合，中止
・症候性かつALT＞120U/Lまたは無症候性かつALT＞200U/L回復後，減量

心機能

- [ ] 左室駆出率 ≧ 50%またはベースラインから−20%以内
- [ ] 症候性

・無症候性の駆出率低下があるが，初回の場合は継続．3週以内に再検後改善しない場合，休薬．症候性の症状は中止
・症状として「動くと息が苦しい」「疲れやすい」「足がむくむ」「急に体重が増えた」「咳とピンク色の痰」がある

循環器系障害（不整脈等）

- [ ] QTc延長なし
- [ ] 不整脈症状（めまい，動悸，胸痛，胸部不快感）
- [ ] QTc延長する併用薬
- [ ] 電解質検査

・＞481〜＜500msecのQTc値は，継続してよいが，症状が3回の再検が続いた場合（4回目），減量継続する．500msecを超えるQTc値：回復（＜481msec）するまで最大14日間休薬し，減量再開
・注意すべき併用薬：イミプラミン，ピモジド，キニジン，プロカインアミド，ジソピラミド等
・K：≧3.5mEq/L，Mg：≧1.8mg/dL，Ca：≧8.5mg/dL

必要に応じて確認しよう

間質性肺炎

- [ ] 息切れ，呼吸困難，咳嗽，発熱等の初期症状
- [ ] 定期的な胸部X線検査，胸部CT検査
- [ ] CRP, SP-A, SP-D, KL-6, 好酸球等

・正常値
CRP：≦0.1mg/dL，好酸球：1〜5%，SP-A：＜43.8ng/mL，SP-D：＜110.0ng/mL，KL-6：≦500U/mL
・酸素吸入等，日常生活に支障ある症状は，中止

その他

- [ ] 皮膚障害（日常生活に支障ある）
- [ ] ベースラインと比べて7回以上/日の排便回数増加

・ベースラインと比べて7回以上/日の排便回数増加やストーマからの大量の排液の場合は中止

タグリッソ®錠40mg・80mg(オシメルチニブメシル酸塩)

適用疾患

- [ ] 手術不能または再発非小細胞肺癌

・EGFRT790M変異陽性であること
・EGFRチロシンキナーゼ阻害薬治療歴(抵抗性)

投与量・投与期間

- [ ] 用法
- [ ] 投与量

・80mgを1日1回,休薬なし

> 80mg/回
> 1日1回

・減量:80mg→40mg→中止

タグリッソ®錠

副作用と投与計画

これだけは確認しよう！

骨髄抑制

- [ ] 好中球 ≧ 1,000/mm³
- [ ] 血小板 ≧ 5万/mm³
- [ ] ヘモグロビン ≧ 8g/dL

・好中球≧1000/mm³, 血小板≧5万/mm³, ヘモグロビン8g/dLまで休薬し, 回復後, 減量再開（3週間以内に回復しない場合は中止）

肝機能

- [ ] AST/ALT ≦ 200U/dL
- [ ] T-bil ≦ 3.6mgdL

・AST/ALT ≦ 200U/dL, T-bil ≦ 3.6mg/dLまで休薬し, 回復後, 減量再開（3週間以内に回復しない場合は中止）

間質性肺炎

- [ ] 息切れ, 呼吸困難, 咳嗽, 発熱等の初期症状
- [ ] 定期的な胸部X線検査, 胸部CT検査
- [ ] CRP, SP-A, SP-D, KL-6, 好酸球等

・全Grade中止（症状がない検査的間質性肺炎も中止）
・正常値
CRP：≦0.1mg/dL, 好酸球：1～5%,
SP-A：＜43.8ng/mL, SP-D：＜110.0ng/mL,
KL-6：≦500U/mL

循環器系障害（不整脈等）

- [ ] QTc延長なし
- [ ] 不整脈症状（めまい, 動悸, 胸痛, 胸部不快感）
- [ ] 電解質検査

・500msecを超えるQTc値：回復（＜481msec）するまで休薬し, 減量再開（3週間以内に回復しない場合は中止）
・K：≧3.5mEq/L, Mg：≧1.8mg/dL, Ca：≧8.5mg/dL

タシグナ®カプセル50mg・150mg・200mg(ニロチニブ塩酸塩水和物)

適用疾患

- [ ] 慢性期または移行期の慢性骨髄性白血病（CML）

・イマチニブに効果不十分またはイマチニブに忍容性のない患者に投与

投与量・投与期間

- [ ] 用法
- [ ] 投与量

・1回400mgを食間（食後服薬は、血中濃度が増加するため、食事の1時間以上前または食後2時間以降）に1日2回（12時間ごと）

> 400mg／回
> 1日2回

【初発の慢性期の慢性骨髄性白血病】
・1回投与量は300mgを食間，1日2回（12時間ごと）

> 300mg／回
> 1日2回

【小児】
・1回約230mg/m^2/回を食間，1日2回（12時間ごと）・投与量は下表を参照

> 約230mg／m^2／回
> 1日2回

小児投与量

体表面積	1回投与量
0.32m^{2}以下	50mg
0.33〜0.54m^2	100mg
0.55〜0.76m^2	150mg
0.77〜0.97m^2	200mg
0.98〜1.19m^2	250mg
1.20〜1.41m^2	300mg
1.42〜1.63m^2	350mg
1.64m^{2}以上	400mg

タシグナ®カプセル

副作用と投与計画

これだけは確認しよう！

既往

- [ ] HBV感染

・HBs抗原（陽性）⇒ HBV定量
・HBs抗原（陰性）かつHBc抗体（陽性）⇒ HBV定量
・いずれも基準値以上でエンテカビル投与
・詳細はp.180参照

骨髄抑制

初発の慢性期CML
- [ ] 好中球 ≧ 1,000/mm³
- [ ] 血小板 ≧ 5万/mm³
- [ ] ヘモグロビン ≧ 8g/dL

イマチニブ抵抗性の慢性期CML
- [ ] 好中球 ≧ 1,000/mm³
- [ ] 血小板 ≧ 5万/mm³

移行期CML
- [ ] 好中球数 ≧ 500/mm³
- [ ] 血小板数 ≧ 1万/mm³

小児CML
- [ ] 好中球 ≧ 1,000/mm³
- [ ] 血小板 ≧ 5万/mm³

【初発の慢性期CML】
・好中球 ≧ 1,500/mm³ または血小板7.5万/mm³以上またはヘモグロビン10g/dL以上まで休薬し、2週以内に回復なら同量再開．2週間以内に回復しなかった場合は、400mg1日1回に減量する

【イマチニブ抵抗性の慢性期CML】
・好中球1,000/mm³以上または血小板5万/mm³以上に回復するまで休薬し、2週間以内回復なら同量再開．2週間以内に回復しなかった場合は、400mg1日1回に減量

【移行期CML】
・好中球1,000/mm³以上または血小板2万/mm³以上に回復するまで休薬し、同量再開．ただし、2週間以内に回復しなかった場合は、患者の状態により、400mg1日1回に減量

【小児CML】
・好中球1,500/mm³以上または血小板7.5万/mm³以上に回復するまで休薬し、同量再開．ただし、2週間以内に回復しなかった場合は、230mg/m²1日1回に減量する．減量後に再発した場合は、中止

・投与開始前と投与後の2ヵ月間は2週ごと、その後は1ヵ月ごとに検査

肝機能

初発の慢性期CML
- [ ] AST/ALT ≦ 100U/L
- [ ] T-bil ≦ 1.8mg/dL

イマチニブ抵抗性の慢性期または移行期CML
- [ ] AST/ALT ≦ 200U/L
- [ ] T-bil ≦ 3.6mg/dL

小児CML
- [ ] AST/ALT ≦ 200U/L
- [ ] T-bil ≦ 1.8mg/dL

・AST/ALT＜100U/L, T-bil＜1.8mg/dLまで休薬

【初発の慢性期CML】
・AST/ALT100〜200U/LまたはT-bil1.8〜3.6mg/dLの場合, それぞれ＜100U/L及び＜1.8mg/dLまで休薬し, 300mg1日2回に減量にて再開

【イマニチブ抵抗性の慢性期または移行期CML】
・AST/ALT＞200U/LまたはT-bil＞3.6mg/dLの場合, それぞれ＜100U/L及び＜1.8mg/dLまで休薬し, 400mg 1日1回に減量にて再開

【小児CML】
・AST/ALT ≦ 120U/L, T-bil ≦ 1.8mg/dLまで休薬し, 230mg/m^2 1日1回に減量して再開. 休薬前に230mg/m^2 1日1回を投与していた場合は, 4週間以内回復しなければ中止

循環器系障害（不整脈等）

- [ ] QTc延長なし
- [ ] 不整脈症状（めまい, 動悸, 胸痛, 胸部不快感）
- [ ] 電解質検査

・480msecを超えるQTc値は, 休薬. 2週間以内に, 450msec未満かつベースライン値からの延長が20msec以内に回復した場合, 減量再開. 2週間以内に回復しない, 再投与後の再燃（450msec以上）は中止
・K：≧3.5mEq/L, Mg：≧1.8mg/dL, Ca：≧8.5mg/dL

膵炎

- [ ] リパーゼ ≦ 110U/L

・リパーゼ：＜80U/Lまで休薬し, 回復後400mg1日1回に減量して再開

必要に応じて確認しよう

血糖
- [ ] 血糖（空腹時）<110mg/dL

体液貯留
- [ ] 体重増加
- [ ] 胸水による呼吸困難

タフィンラー®カプセル50mg・75mg(ダブラフェニブメシル酸塩)

適用疾患

- [ ] 根治切除不能な悪性黒色腫
- [ ] 切除不能な進行・再発の非小細胞肺癌

・BRAF遺伝子変異陽性であること

投与量・投与期間

- [ ] 用法
- [ ] 投与量

・1回150mgを1日2回,空腹時(食事の1時間前から食後2時間まで避ける)に経口投与,休薬なし
・いずれの癌種も悪性黒色腫の術後補助療法の場合投与期間は12ヵ月まで,トラメチニブ(→p.144)と併用する
・減量:1回150mg(1日2回)→1回100mg(1日2回)→1回75mg(1日2回)→1回50mg(1日2回)

| ダブラフェニブ 150mg/回 1日2回 |
| トラメチニブ 2mg/回 1日1回 |

副作用と投与計画

これだけは確認しよう！

肝機能

- [ ] AST/ALT ≦ 200U/L
- [ ] T-bil ≦ 3.6mg/dL

・AST/ALT＜120U/L, T-bil＜1.8mg/dLまで休薬し, 減量再開

心機能

- [ ] 左室駆出率 ≧ 50% またはベースラインから ≦ 20%
- [ ] 症候性

・無症候性の駆出率低下があるが, 3週以内に改善しない場合は休薬, 症候性の症状は中止
・症状として「動くと息が苦しい」「疲れやすい」「足がむくむ」「急に体重が増えた」「咳とピンク色の痰」がある

その他

- [ ] ぶどう膜炎（視力障害）の有無
- [ ] 高度な発熱

・発熱には, 解熱薬処方

必要に応じて確認しよう

骨髄抑制

- [ ] 好中球 ≧ 1,000/mm^3
- [ ] 血小板 ≧ 5万/mm^3
- [ ] ヘモグロビン ≧ 8.0g/dL

・好中球数 ≧ 1,500/mm^3, 血小板数 ≧ 7.5万/mm^3, ヘモグロビン10g/dLまで休薬, 減量再開

血栓症

- [ ] 血管閉塞事象（胸痛, 腹痛, 四肢痛, 片麻痺, 視力低下, 息切れ, しびれ等）

・心筋梗塞, 脳梗塞, 網膜動脈閉塞症, 末梢動脈閉塞, 性疾患, 静脈血栓塞栓症等を示す. 高血圧, 糖尿病, 脂質異常症等が危険因子

相互作用

- [ ] ワルファリン使用時（INR）

・PT-INR：0.9～1.1（標準）, ワルファリン使用時の目標値：2.0～3.0（70歳以上は1.6～2.6）

タルグレチン® カプセル75mg（ベキサロテン）

適用疾患

- [ ] 皮膚T細胞性リンパ腫

投与量・投与期間

- [ ] 用法
- [ ] 投与量

・ベキサロテンとして1日1回300mg/m^2（体表面積）を食後経口投与，投与量調節は下表を参照

300mg/m^2/回
1日1回

体表面積換算によるカプセル数

●300mg/m^2，(初回投与量) 投与時

体表面積 (m^2)	カプセル数
0.88 ～ 1.12	4
1.13 ～ 1.37	5
1.38 ～ 1.62	6
1.63 ～ 1.87	7
1.88 ～ 2.12	8
2.13 ～ 2.37	9
2.38 ～ 2.62	10

●200mg/m^2，(減量時用量) 投与時

体表面積 (m^2)	カプセル数
0.88 ～ 0.93	2
0.94 ～ 1.31	3
1.32 ～ 1.68	4
1.69 ～ 2.06	5
2.07 ～ 2.43	6
2.44 ～ 2.62	7

●100mg/m^2，(減量時用量) 投与時

体表面積 (m^2)	カプセル数
0.88 ～ 1.12	1
1.13 ～ 1.87	2
1.88 ～ 2.62	3

副作用と投与計画

これだけは確認しよう！

骨髄抑制

- [ ] 好中球 ≧ 1,000/mm³
- [ ] 血小板 ≧ 5万/mm³
- [ ] ヘモグロビン ≧ 8.0g/dL

・好中球≧1,500/mm³、血小板≧7.5万/mm³、ヘモグロビン≧10g/dLまで休薬、再開

肝機能

- [ ] AST/ALT ≦ 200U/L
- [ ] T-bil ≦ 3.6mg/dL

・AST/ALT＜120U/dL、T-bil＜1.8mg/dLまで休薬し、再開

脂質異常

- [ ] トリグリセリド ≦ 200mg/dL

・トリグリセリド200mg/dLを超えた場合には、脂質異常症治療薬の処方を考慮する。治療を行っても500mg/dLを超えている場合には投与量を減量

下垂体及び甲状腺機能低下

- [ ] TSH ≦ 4μg/mL
- [ ] T_3 ≧ 2.3pg/mL
- [ ] T_4 ≧ 0.9ng/dL
- [ ] ACTH＜60pg/mL

・1ヵ月ごとに検査
・下垂体性甲状腺機能低下では、TSH、T_3、T_4がいずれも低下するレボチロキシンの補充療法の前に、コルチゾームの測定と補充（ヒドロコルチゾン15〜25mg）を考慮する
・遊離サイロキシンが基準値から25％以上低下した場合には、レボチロキシン補充療法〔チラージンとして25〜50μg（高齢者では12.5μgから）〕を開始する

低血糖

- [ ] 空腹時血糖 ≧ 73mg/dL

・血糖：73〜109mg/dL（Grade3は、＜40〜30mg/dL）

必要に応じて確認しよう

間質性肺炎

- [ ] 息切れ, 呼吸困難, 咳嗽, 発熱等の初期症状
- [ ] 定期的な胸部X線検査, 胸部CT検査
- [ ] CRP, SP-A, SP-D, KL-6, 好酸球等

・正常値
CRP：≦0.1mg/dL, 好酸球：1〜5%, SP-A：<43.8ng/mL, SP-D：<110.0ng/mL, KL-6：≦500U/mL

膵炎

- [ ] リパーゼ≦110U/L
- [ ] アミラーゼ≦260U/L
- [ ] 症状（腹痛, 嘔吐）

・症状が現れたら検査. リパーゼ≦83U/L, アミラーゼ≦195U/Lまで休薬し, 減量再開

横紋筋融解

- [ ] CPK≦250U/L（男性）, ≦170U/L（女性）
- [ ] 筋肉痛, 着色尿

血栓症

- [ ] 血管閉塞事象（胸痛, 腹痛, 四肢痛, 片麻痺, 視力低下, 息切れ, しびれ等）

・心筋梗塞, 脳梗塞, 網膜動脈閉塞症, 末梢動脈閉塞性疾患, 静脈血栓塞栓症等を示す. 高血圧, 糖尿病, 脂質異常症等が危険因子

その他

- [ ] 妊娠
- [ ] 光線過敏症
- [ ] 白内障
- [ ] ビタミンA製剤（サプリメント含め）禁忌

・催奇形性があり, 投与開始1ヵ月前から, 投与中及び投与終了後1ヵ月後までは避妊

タルグレチン®カプセル

タルセバ® 錠25mg・50mg・150mg（エルロチニブ塩酸塩）

適用疾患

- [ ] 切除不能な再発・進行性非小細胞肺癌
- [ ] 治癒切除不能な膵癌

・EGFR遺伝子変異陽性であること

投与量・投与期間

- [ ] 用法
- [ ] 投与量

【非小細胞肺癌】
・150mg/日

> 150mg/日
> 1日1回

【膵臓癌】
・100mg/日にてゲムシタビンと併用（減量は，50mg単位）

> 100mg/日　1日1回　→　50mg/日　1日1回

・いずれも食間服用で高脂肪食，高カロリー食は，AUC増加，食事の1時間以上前または食後2時間以降に1日1回経口投与
・減量：非小細胞肺癌では150mg→100mg→50mg，膵臓癌では100mg→50mg（膵臓癌には150mg錠の適用はない）

副作用と投与計画

これだけは確認しよう！

間質性肺炎

- [ ] 息切れ，呼吸困難，咳嗽，発熱等の初期症状
- [ ] 定期的な胸部X線検査，胸部CT検査
- [ ] CRP，SP-A，SP-D，KL-6，好酸球等

・正常値
CRP：≦0.1mg/dL，好酸球：1〜5%，
SP-A：<43.8ng/mL，SP-D：<110.0ng/mL，
KL-6：≦500U/mL

タルセバ®錠

肝機能

- [ ] AST/ALT ≦ 200U/dL
- [ ] T-bil ≦ 3.6mg/dL

- AST/ALT>200U/Lあるいは T-bil>3.6mg/dLの場合, ≦120U/L及び≦1.8mg/dLまで休薬, 回復後同量, 再開
- AST/ALT>800U/Lあるいは T-bil>12mg/dLの場合, 中止

骨髄抑制（ゲムシタビンとの併用時）

- [ ] 好中球 ≧ 1,000/mm³
- [ ] 血小板 ≧ 5万/mm³
- [ ] ヘモグロビン ≧ 8g/dL

- 好中球 ≧ 1,500/mm³, 血小板 ≧ 7.5万/mm³, ヘモグロビン ≧ 10g/dLまで休薬, 再開

下痢

- [ ] 治療前より排便回数増加が ≦ 3回

- 4〜6回：回復まで休薬, 同量再開
- >6回：回復まで休薬, 減量再開

皮膚障害

- [ ] かゆみ等症状を伴う皮膚障害

- 自覚症状の鎮静化まで休薬

角膜炎

- [ ] 眼の痛み（角膜炎, 角膜潰瘍）

- 中等度の視力低下を伴う（矯正視力0.5以上あること）角膜炎は, 回復後, 同一用量で再開
- 顕著な視力低下（矯正視力0.5未満）または日常生活動作の制限がある角膜炎は, 回復後, 減量再開

必要に応じて確認しよう

腎機能

- [ ] Creがベースラインまたは施設上限の ≦ 3倍増以内
- [ ] GFR ≧ 30mL/min

- 3倍以上あるいはCre4.0mg/dL以上の増加は, <1.5倍まで休薬し, 同一用量再開. 再燃の場合, 同様に休薬し, 減量再開

相互作用

- [ ] ワルファリン使用時（INR）
- [ ] PPI, H₂ブロッカー
- [ ] 喫煙

- PT-INR：0.9〜1.1（標準）, ワルファリン使用時の目標値：2.0〜3.0（70歳以上は1.6〜2.6）
- 禁煙推奨

その他

- [ ] 腹痛, ヘモグロビン低下
- [ ] 眼痛

- 消化管穿孔, 消化管潰瘍, 消化管出血, 角膜穿孔, 角膜潰瘍

ティーエスワン® 配合OD錠T20・T25(テガフール・ギメラシル・オテラシルカリウム)

適用疾患

- [ ] 胃癌
- [ ] 結腸・直腸癌
- [ ] 頭頸部癌
- [ ] 非小細胞肺癌
- [ ] 手術不能または再発乳癌
- [ ] 膵癌
- [ ] 胆道癌

- 胃癌以外では術後補助/化学療法の有効性は確立している
- 非小細胞肺癌では単剤の有効性は確立していない

投与量・投与期間

- [ ] 用法
- [ ] 投与量
- [ ] 休薬期間

- 朝食後及び夕食後(空腹時投与は効果減弱)の1日2回, 28日間連日経口投与し, 14日間休薬

40〜60mg/回 1日2回	休薬
←── 28日 ──→	← 14日 →

- 初期投与量と増減量は下表を参照

体表面積	初回基準量(テガフール相当量)	減量	増量※
1.25m²未満	40mg/回	休薬	50mg/回
1.25m²以上〜1.5m²未満	50mg/回	40mg/回→休薬	60mg/回
1.5m²以上	60mg/回	50mg/回→40mg/回→休薬	75mg/回

※臨床検査値異常及び消化器症状が発現せず, 安全性に問題がない場合, 増量可能

- 非小細胞肺癌でシスプラチンと併用する場合, シスプラチン投与はS-1投与から8日目に行う. 21日間継続する

S-1 80〜120mg 1日2回	休薬
↑ シスプラチン(8日目) 60mg/m²/回	
←── 21日 ──→	← 14日 →

副作用と投与計画

これだけは確認しよう！

既往

- [ ] HBV感染

- HBs抗原(陽性)⇒HBV定量
- HBs抗原(陰性)かつHBc抗体(陽性)⇒HBV定量
- いずれも基準値以上でエンテカビル投与
- 詳細はp.180参照

骨髄抑制

単独投与
- [ ] 好中球≧1,000/mm^3
- [ ] 血小板≧7.5万/mm^3

CDDP併用
- [ ] 好中球≧1,000/mm^3
- [ ] 血小板≧5万/mm^3

術後補助化学療法
- [ ] 白血球≧3,000/mm^3
- [ ] 血小板≧7.5万/mm^3

- 各クール開始前及び投与期間中は2週間に1回以上、検査

【単独投与】
- 白血球≧3,000/mm^3、好中球≧1,500/mm^3、血小板≧10万/mm^{3}に回復後、再開(骨髄抑制が2週間以内に発生した場合は1段階減量)

【CDDP併用】
- 白血球≧3,000/mm^3、好中球≧1,500/mm^3、血小板≧7.5万/mm^{3}に回復後、再開(休薬が8日以上の場合は14日間の休薬を設けて、次回減量して再開)

【術後補助化学療法】
- 白血球≧3,000/mm^3、血小板≧10万/mm^{3}に回復後、再開(最低値が好中球<1,000/mm^3、血小板<5万/mm^{3}の場合は1段階減量)

肝機能

- [ ] AST/ALT<100U/L
- [ ] T-bil<2.0mg/dL(肝転移のある場合、<3.0mg/dLも許容)

- 各クール開始前及び投与期間中は2週間に1回以上、AST/ALT<100U/L、T-bil<2.0mg/dLまで休薬

腎機能

- [ ] GFR≧60mL/min
- [ ] Cre<1.2mg/dL

- GFR<60mL/min:1段階減
- 各クール開始前及び投与期間中は2週間に1回以上

間質性肺炎

- [ ] 息切れ、呼吸困難、咳嗽、発熱等の初期症状
- [ ] 定期的な胸部X線検査、胸部CT検査
- [ ] CRP, SP-A, SP-D, KL-6, 好酸球等

- 正常値
  CRP:≦0.1mg/dL、好酸球:1〜5%、
  SP-A:<43.8ng/mL、SP-D:<110.0ng/mL、
  KL-6:≦500U/mL

必要に応じて確認しよう

血糖 (耐糖能)

- [ ] 空腹時血糖<110mg/dL
- [ ] HbA1c<6.3%

・血糖:73〜109mg/dL
・HbA1c:4.6〜6.2 (NGSP値) %

相互作用

- [ ] 他の経口フッ化ピリミジン系薬
- [ ] ワルファリン使用時 (INR)

・他剤使用後は、7日間空ける
・PT-INR:0.9〜1.1 (標準)、ワルファリン使用時の目標値:2.0〜3.0 (70歳以上は、1.6〜2.6)

膵炎

- [ ] リパーゼ≦110U/L
- [ ] アミラーゼ≦260U/L
- [ ] 症状 (腹痛、嘔吐)

・リパーゼ≦83U/L、アミラーゼ≦195U/Lまで休薬し、減量再開

横紋筋融解

- [ ] CPK≦250U/L (男性)、≦170U/L (女性)
- [ ] 筋肉痛、着色尿

播種性血管内凝固症候群 (DIC)

- [ ] 血小板>12万/mm³
- [ ] FDP<10μg/dL
- [ ] フィブリノゲン>150μg/mL
- [ ] プロトロンビン時間<1.25倍
- [ ] D-ダイマー<1.0μg/mL

・DICの診断基準に至ったらDIC治療を開始 (p.192参照)

その他

- [ ] 神経障害 (健忘、歩行障害、知覚障害、錐体外路症状、舌のもつれ、舌のもつれ、意識障害、麻痺、尿失禁)
- [ ] 腸炎 (腹痛・下痢・血便)
- [ ] 口内炎
- [ ] 心筋梗塞 (胸痛、眩暈等)
- [ ] 心不全 (浮腫、体重増加等)
- [ ] 涙道狭窄

・神経障害は、白質脳症による
・涙管狭窄対策として、人工涙液ソフトサンティア®での点眼推奨

ティーエスワン®配合OD錠

テモダール® カプセル20mg・100mg（テモゾロミド）

適用疾患

- [ ] 悪性神経膠腫

投与量・投与期間

- [ ] 用法
- [ ] 投与量
- [ ] 休薬期間

・空腹時投与（原則）

【初発】

・放射線併用1回75mg/m^{2}を1日1回連日42日間（49日間まで延長可能），経口投与し，4週間休薬．その後，単独にて，1回150mg/m^{2}を1日1回連日5日間，空腹時経口投与し，23日間休薬（次クールでは1回200mg/m^{2}に増量可能）

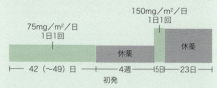

【再発】

・1回150mg/m^2（体表面積）を1日1回連日5日間，経口投与し，23日間休薬（次クールで1回200mg/m^{2}に増量可能）

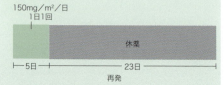

・減量は，50mg/m^{2}単位

副作用と投与計画

これだけは確認しよう！

既往

- [ ] HBV感染

・HBs抗原（陽性）⇒ HBV定量
・HBs抗原（陰性）かつHBc抗体（陽性）⇒ HBV定量
・いずれも基準値以上でエンテカビル投与
・詳細はp.180参照

テモダール®カプセル

骨髄抑制

- [ ] 好中球 ≧ 1,500/mm³
- [ ] 血小板 ≧ 10万/mm³

・放射線照射との併用時：好中球＜500/mm³, 血小板＜1万/mm³, 中止
・放射線照射後の単剤投与時, 再発時：好中球＜1,000/mm³, 血小板＜5万/mm³, 次回50mg/m² 減量 (100mg/m² 未満に減量が必要となった場合は投与中止)

肝機能

- [ ] AST/ALT ≦ 120U/L
- [ ] T-bil ≦ 3.6mg/dL

・Child-Pugh Cより休薬 (海外)
※T-bil ≧ 2.0mg/dL, Alb ≦ 3.5g/dL, プロトロンビン活性≦ 70%なら要スコア化分類 (p.192参照)

腎機能

- [ ] Creベースライン×＜3倍増
- [ ] GFR ≧ 36mL/min

・GFR＜36mL/minの安全性未確立

必要に応じて確認しよう

リンパ球数

- [ ] リンパ球＞800/mm³

・基準以下は, ニューモシスチス肺炎対策 (ST合剤の併用等)

間質性肺炎

- [ ] 息切れ, 呼吸困難, 咳嗽, 発熱等の初期症状
- [ ] 定期的な胸部X線検査, 胸部CT検査
- [ ] CRP, SP-A, SP-D, KL-6, 好酸球等

・正常値
CRP：≦0.1mg/dL, 好酸球：1～5%,
SP-A：＜43.8ng/mL, SP-D：＜110.0ng/mL,
KL-6：≦500U/mL

その他

- [ ] β-Dグルカン
- [ ] ダカルバジン過敏症
- [ ] 消化器症状

・β-Dグルカン測定により, 間質性肺炎とニューモシスチス肺炎の鑑別を行う
・ダカルバジン過敏症は禁忌

ニンラーロ®カプセル2.3mg・3mg・4mg(イキサゾミブクエン酸エステル)

適用疾患

- [ ] 再発または難治性の多発性骨髄腫

投与量・投与期間

- [ ] 用法
- [ ] 投与量
- [ ] 休薬期間

・レナリドミド及びデキサメタゾンとの併用, 1日1回4mgを空腹時(食事の1時間前から食後2時間までの間の服用は避ける)に週1回, 3週間(1, 8及び15日目)経口投与, 13日間休薬(16〜28日目)

・減量:4mg→3mg→2.3mg
・レナリドミド及びデキサメタゾンと原則併用

ニンラーロ®カプセル

副作用と投与計画

これだけは確認しよう！

骨髄抑制

開始前
- [ ] 好中球 ≧ 1,000/mm^3
- [ ] 血小板 ≧ 7.5万/mm^3

コース中
- [ ] 好中球 ≧ 500/mm^3
- [ ] 血小板 ≧ 3万/mm^3

・コース中：好中球＜500/mm^3, 血小板＜3万/mm^{3}の場合, これ以上になるまで休薬し, 1回目は同一用量, 2回目は1段階減量再開

肝機能

- [ ] AST/ALT ≦ 200U/L
- [ ] T-bil ≦ 1.8mg/dL

・T-bil＞1.8mg/dL, 3mgに減量

腎機能

- [ ] GFR ≧ 30mL/min

・GFR＜30mL/minは, 3mgに減量

末梢神経障害

- [ ] 疼痛を伴うしびれ
- [ ] 疼痛を伴わないが日常活動以外の制限があるしびれ

・回復まで休薬し, 同量再開（疼痛ありかつ日常生活に支障ある神経障害の場合, 回復後, 減量再開）

皮膚障害

- [ ] 皮膚障害（疼痛ありかつ身の回り以外の日常生活動作の制限がないこと）

・症状がGrade1相当に回復するまで休薬し, 回復後, 減量再開

必要に応じて確認しよう

その他

- [ ] 神経障害（健忘, 歩行障害, 知覚障害, 錐体外路症状, 舌のもつれ, 舌のもつれ, 意識障害, 麻痺, 尿失禁）
- [ ] 下痢

・神経障害は, 白質脳症による
・下痢の休薬基準は, 治療前より4～6回/日の排便回数増加または夜間排便

ネクサバール® 錠200mg（ソラフェニブトシル酸塩）

適用疾患

- [ ] 根治切除不能または転移性の腎細胞癌
- [ ] 切除不能な肝細胞癌
- [ ] 根治切除不能な甲状腺癌

・甲状腺癌は，放射性ヨウ素による治療歴のある分化型甲状腺癌のみ（未分化癌の有効性未確立）

投与量・投与期間

- [ ] 用法
- [ ] 投与量

・1回400mgを1日2回経口投与（高脂肪食摂取時には食事の1時間前から食後2時間までの間を避けて服用），休薬なし

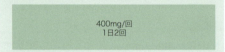

・甲状腺癌以外の減量：1回400mgを1日2回→1日1回400mg→400mgを隔日投与

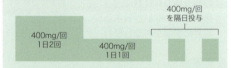

・甲状腺癌の減量：1回400mgを1日2回→1回400mgと1回200mgを交互に12時間間隔で→1回200mgを1日2回→1回200mgを1日1回投与

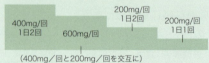

ネクサバール®錠

副作用と投与計画

これだけは確認しよう！

骨髄抑制

- [ ] 好中球 ≧ 1,000/mm³
- [ ] 血小板 ≧ 5万/mm³
- [ ] リンパ球 ≧ 500/mm³

- 甲状腺癌以外：好中球＜1,000/mm³または血小板＜5万/mm³は，減量継続，好中球＜500/mm³または血小板＜2.5万/mm³は，それぞれ≧1,000/mm³及び≧5万/mm³まで休薬，1段階減量再開
- 甲状腺癌：好中球＜1,000/mm³または血小板＜5万/mm³は，減量継続，好中球＜500/mm³または血小板＜2.5万/mm³は，それぞれ≧1,000/mm³及び≧5万/mm³まで休薬，2段階減量再開

肝機能

甲状腺癌以外
- [ ] AST/ALT ≦ 200U/L
- [ ] T-bil ≦ 3.6mg/dL
- [ ] アンモニア ≦ 50μg/dL
（肝細胞癌，肝硬変のある場合）

甲状腺癌
- [ ] AST/ALT ≦ 120U/L
- [ ] T-bil ≦ 1.8mg/dL

【甲状腺癌以外】
- AST/ALT＞200U/L，T-bil＞3.6mg/dLより休薬，回復後，減量再開

【甲状腺癌】
- AST/ALT＞120U/L，T-bil＞1.8mg/dLより減量継続，AST/ALT＞200U/L，T-bil＞3.6mg/dLより休薬，回復後，減量再開

- Child-Pugh C：中止
※T-bil ≧ 2.0mg/dL，Alb ≦ 3.5g/dL，プロトロンビン活性 ≦ 70%なら要スコア化分類 (p.192参照)

甲状腺機能低下 (甲状腺癌)

- [ ] TSH ≦ 4μg/mL
- [ ] T₃ ≧ 2.3pg/mL
- [ ] T₄ ≧ 0.9ng/dL

- 1ヵ月ごとに検査
- T₄低下，TSH＞10μg/mL，症候性の場合，レボチロキシンによる補充療法を開始．リスクとベネフィットを勘案するが，減量，休薬または投与中止は，通常は必要ない

電解質 (甲状腺癌)

- [ ] Ca ≧ 8.5mg/dL

- 甲状腺癌患者には，低Ca血症のおそれがあるため，定期的に血清Ca値を測定する
- 7.0mg/dL未満の場合，カルシウム剤やビタミンD製剤の投与等の適切な処置を行い，実施基準以上まで休薬する
- Alb低値は補正する．補正Ca値(mg/dL)＝血清総Ca値(mg/dL)＋4－血清Alb値(g/dL)

膵炎

- [ ] リパーゼ ≦ 110U/L
- [ ] アミラーゼ ≦ 260U/L
- [ ] 症状（腹痛, 嘔吐）

・リパーゼ ≦ 83U/L, アミラーゼ ≦ 195U/L まで休薬し, 減量再開

高血圧

- [ ] 収縮期血圧 ≦ 140mmHg
- [ ] 拡張期血圧 ≦ 90mmHg
- [ ] 症候性

・無症候性かつ収縮期血圧 140〜159mmHg または拡張期血圧 90〜99mmHg の場合, 投与は継続可能, 降圧薬を開始
・降圧治療にも関わらず収縮期 160/拡張期 100mmHg 以上の場合, 150/95mmHg 以下まで休薬, 回復後, 減量再開
・症候性の場合, 中止, 血圧コントロールが不良なら減量

必要に応じて確認しよう

間質性肺炎

- [ ] 息切れ, 呼吸困難, 咳嗽, 発熱等の初期症状
- [ ] 定期的な胸部X線検査, 胸部CT検査
- [ ] CRP, SP-A, SP-D, KL-6, 好酸球等

・正常値
CRP：≦ 0.1mg/dL, 好酸球：1〜5%,
SP-A：< 43.8ng/mL, SP-D：< 110.0ng/mL,
KL-6：≦ 500U/mL

尿蛋白

- [ ] 尿蛋白定性（−〜1+）
- [ ] 尿蛋白定量（<1.0g/24hr または尿蛋白クレアチニン比 <1.0）
- [ ] アルブミン ≧ 3.0g/dL

・蛋白尿：定性で2+以上なら定量（2〜3g/dL/24hr 以上で中止を考慮）

横紋筋融解

- [ ] CPK ≦ 250U/L（男性）, ≦ 170U/L（女性）
- [ ] 筋肉痛, 着色尿・

・男性 59〜248U/L, 女性 41〜153U/L（筋肉痛を認めたら検査）

手足症候群

- [ ] **Grade0〜1**
  （疼痛ありまたは身の回り以外の日常生活動作の制限がないこと）
  - Grade2（疼痛ありまたは身の回り以外の日常生活動作の制限）が改善するまで休薬，1週間以内に回復しない場合，回復後段階的に減量再開
  - 症状再燃4回目：中止
  - Grade3（疼痛ありかつ身の回り以外の日常生活動作の制限）：中止

相互作用

- [ ] **ワルファリン使用時（INR）**
  - PT-INR：0.9〜1.1（標準），ワルファリン使用時の目標値：2.0〜3.0（70歳以上は，1.6〜2.6）

その他

- [ ] **創傷**
  - 治癒延滞

ノルバデックス® 錠10mg・20mg (タモキシフェンクエン酸塩)

適用疾患

- [ ] 乳癌

投与量・投与期間

- [ ] 用法
- [ ] 投与量

・1日20mgを1〜2回に分割経口投与 (最高40mgまで)

20mg／日
1日1〜2回

副作用と投与計画

これだけは確認しよう！

骨髄抑制

- [ ] 好中球 ≧ 1,000/mm^3
- [ ] 血小板 ≧ 5万/mm^3
- [ ] ヘモグロビン ≧ 8.0g/dL

婦人科疾患

- [ ] 不正性器出血
- [ ] 婦人科疾患の検査

・子宮体癌, 子宮肉腫, 子宮内膜ポリープ, 子宮内膜増殖症, 子宮内膜症のおそれ

必要に応じて確認しよう

肝機能

- [ ] AST/ALT ≦ 200U/L
- [ ] T-bil ≦ 3.6mg/dL

・肝機能障害時の減量調節は不要

間質性肺炎

- [ ] 息切れ, 呼吸困難, 咳嗽, 発熱等の初期症状
- [ ] 定期的な胸部X線検査, 胸部CT検査
- [ ] CRP, SP-A, SP-D, KL-6, 好酸球等

・正常値
 CRP：≦0.1mg/dL, 好酸球：1〜5%,
 SP-A：<43.8ng/mL, SP-D：<110.0ng/mL,
 KL-6：≦500U/mL

膵炎

- [ ] リパーゼ ≦ 110U/L
- [ ] アミラーゼ ≦ 260U/L
- [ ] 症状（腹痛, 嘔吐）

・リパーゼ ≦ 83U/L, アミラーゼ ≦ 195U/L まで休薬し, 再開. 症状がある場合は中止

電解質

- [ ] Ca ≦ 10mg/dL

・Alb低値は補正する. 補正Ca値(mg/dL)＝血清総Ca値(mg/dL)＋4－血清Alb値(g/dL)

血栓症

- [ ] 血管閉塞事象（胸痛, 腹痛, 四肢痛, 片麻痺, 視力低下, 息切れ, しびれ等）

・心筋梗塞, 脳梗塞, 網膜動脈閉塞症, 末梢動脈閉塞性疾患, 静脈血栓塞栓症等を示す. 高血圧, 糖尿病, 脂質異常症等が危険因子

その他

- [ ] パロキセチン
- [ ] 視力異常

・パロキセチンによるCYP2D6阻害作用によりタモキシフェンの活性代謝物の血漿中濃度が低下

ハイドレア®カプセル500mg(ヒドロキシカルバミド)

適用疾患

- [ ] 慢性骨髄性白血病
- [ ] 本態性血小板血症
- [ ] 真性多血症

投与量・投与期間

- [ ] 用法
- [ ] 投与量

・1日500mg〜2,000mgを1〜3回に分けて経口投与,休薬なし

500〜2,000mg／日
1日1〜3回

【寛解後の維持】
・1日500mg〜1,000mgを1〜2回に分けて経口投与

500〜1,000mg／日
1日1〜2回

ハイドレア®カプセル

副作用と投与計画

これだけは確認しよう！

骨髄抑制

- [ ] 白血球 ≧ 2,500/mm³
- [ ] 血小板 ≧ 10万/mm³
- [ ] ヘモグロビン ≧ 8g/dL

肝機能

- [ ] AST/ALT ≦ 200U/L
- [ ] T-bil ≦ 3.6mg/dL

腎機能

- [ ] Creベースライン ≦ 3倍 または ≦ 4.0mg/dL
- [ ] GFR ≧ 60mL/min

・GFR<60mL/minは減量

必要に応じて確認しよう

間質性肺炎

- [ ] 息切れ，呼吸困難，咳嗽，発熱等の初期症状
- [ ] 定期的な胸部X線検査，胸部CT検査
- [ ] CRP, SP-A, SP-D, KL-6, 好酸球等

・正常値
CRP：≦ 0.1mg/dL, 好酸球：1～5%,
SP-A：<43.8ng/mL, SP-D：<110.0ng/mL,
KL-6：≦500U/mL

5-FU錠 50/100（フルオロウラシル）

適用疾患

- [ ] 消化器癌
  （胃癌, 結腸・直腸癌）
- [ ] 乳癌
- [ ] 子宮頸癌

投与量・投与期間

- [ ] 用法
- [ ] 投与量

・200〜300mgを1〜3回に分けて連日経口投与

> 200〜300mg／日
> 1日1〜3回

副作用と投与計画

これだけは確認しよう！

骨髄抑制

- [ ] 好中球 ≧ 1,000/mm^3
- [ ] 血小板 ≧ 5万/mm^3
- [ ] ヘモグロビン ≧ 8g/dL

肝機能

- [ ] AST/ALT ≦ 200U/dL
- [ ] T-bil ≦ 3.6mg/dL

腎機能

- [ ] Creベースライン ≦ 3倍
  または ≦ 4.0 mg/dL
- [ ] GFR ≧ 30mL/min

必要に応じて確認しよう

間質性肺炎

- [ ] 息切れ, 呼吸困難, 咳嗽, 発熱等の初期症状
- [ ] 定期的な胸部X線検査, 胸部CT検査
- [ ] CRP, SP-A, SP-D, KL-6, 好酸球等

・正常値
CRP：≦0.1mg/dL, 好酸球：1〜5％,
SP-A：＜43.8ng/mL, SP-D：＜110.0ng/mL,
KL-6：≦500U/mL

膵炎

- [ ] リパーゼ≦110U/L
- [ ] アミラーゼ≦260U/L
- [ ] 症状（腹痛, 嘔吐）

・リパーゼ≦83U/L, アミラーゼ≦195U/Lまで休薬し, 再開. 症状ある場合は中止

相互作用

- [ ] 他のフッ化ピリミジン系薬
- [ ] ワルファリン使用時（INR）

・他剤使用後は, 7日間空ける
・PT-INR：0.9〜1.1（標準）, ワルファリン使用時の目標値：2.0〜3.0（70歳以上は, 1.6〜2.6）

その他

- [ ] うっ血性心不全（浮腫, 体重増加）
- [ ] 狭心症（胸痛）
- [ ] 不整脈（心電図異常, 動悸）
- [ ] 腸炎（激しい腹痛・下痢）
- [ ] 神経障害（健忘, 歩行障害, 知覚障害, 錐体外路症状, 舌のもつれ, 意識障害, 麻痺, 尿失禁）

・神経障害は, 白質脳症による

ファリーダック®カプセル10mg・15mg(パノビノスタット乳酸塩)

適用疾患

- [ ] 再発または難治性の多発性骨髄腫

投与量・投与期間

- [ ] 用法
- [ ] 投与量
- [ ] 休薬期間

・ボルテゾミブ及びデキサメタゾンとの併用において, 1日1回20mgを週3回, 2週間 (1, 3, 5, 8, 10及び12日目) 経口投与した後, 9日間休薬 (13～21日目)

・16サイクルを超えた安全性未確認
・減量：20mg→15mg→10mg→中止

副作用と投与計画

これだけは確認しよう！

既往

- [ ] HBV感染
- [ ] 結核
- [ ] 敗血症, 肺炎, ウイルス感染 (帯状疱疹)

・HBs抗原 (陽性) ⇒ HBV定量
・HBs抗原 (陰性) かつHBc抗体 (陽性) ⇒ HBV定量
・いずれも基準値以上でエンテカビル投与
・詳細はp.180参照

骨髄抑制

開始前
- [ ] 好中球 ≧ 1,500/mm^3
- [ ] 血小板 ≧ 10万/mm^3

投与中
- [ ] 好中球 ≧ 1,000/mm^3
- [ ] 血小板 ≧ 2.5万/mm^3
- [ ] 血小板 ≧ 5万/mm^3 (出血傾向ある場合)
- [ ] 発熱性好中球減少症
- [ ] ヘモグロビン ≧ 8g/dL

・好中球 ≧ 1,000/mm^3 まで休薬, 同量再開 (最低値が<500/mm^{3}の場合は減量再開)
・血小板 ≧ 5万/mm^3 まで休薬し, 減量再開
・発熱性好中球減少症の場合, 解熱かつ好中球 ≧ 1,000/mm^3 まで休薬, 減量再開
・ヘモグロビンは, 骨髄抑制の他, 出血傾向の観察のためにも必要

ファリーダック®カプセル

肝機能

- [ ] AST/ALT ≦ 200U/L
- [ ] T-bil ≦ 3.6mg/dL

過去肝機能障害で休薬歴がある場合
- [ ] AST/ALT ≦ 120U/L
- [ ] T-bil ≦ 1.8mg/dL

- AST/ALT ≦ 120U/L及びT-bil ≦ 1.8mg/dLまで休薬し、減量再開．軽度の肝機能障害：Child-Pugh Aより減量推奨（海外）
- ※T-bil ≧ 2.0mg/dL，Alb ≦ 3.5g/dL，プロトロンビン活性 ≦ 70%なら要スコア化分類（p.192参照）

循環器系障害（不整脈等）

- [ ] QTc延長なし
- [ ] 不整脈症状（めまい，動悸，胸痛，胸部不快感）
- [ ] 低血圧
- [ ] 体重増加（拍出量低下による）
- [ ] 徐脈（心拍数60/分以上）
- [ ] 電解質検査

- 480msecを超えるQTc値またはベースラインからの変化量が60msec以上：回復まで休薬し、7日以内に回復しない場合は中止、7日以内に回復した場合は休薬前と同量で再開、再燃した場合は5mg減量
- 500msecを超えるQTc値：中止
- K：≧3.5mEq/L，Mg：≧1.8mg/dL，Ca：≧8.5mg/dL，P ≧ 4mg/dL

必要に応じて確認しよう

腎機能

- [ ] Creベースライン ≦ 3倍または ≦ 4.0mg/dL
- [ ] GFR ≧ 30mL/min

下痢

- [ ] ベースラインと比べて4回以上/日の排便回数増加

- ベースラインと比べて4回以上/日の排便回数の増加やストーマからの中等量の排液の場合は回復まで中止、同量再開（1日7回以上の増加になった場合、回復後減量して再開）

血栓症

- [ ] 血管閉塞事象（胸痛，腹痛，四肢痛，片麻痺，視力低下，息切れ，しびれ等）

- 心筋梗塞、脳梗塞、網膜動脈閉塞症、末梢動脈閉塞性疾患、静脈血栓塞栓症等を示す．高血圧、糖尿病、脂質異常症等が危険因子

悪心・嘔吐

- [ ] 1日6回以上の症状
- [ ] 脱水の有無
- [ ] イレウス（便秘の持続）
- [ ] 強い悪心・嘔吐

- 1日1～2回の嘔吐症状まで休薬し、5mg減量再開
- 脱水に対してスポーツ飲料・経口補水液の摂取など指導する

フェアストン®錠40・60（トレミフェンクエン酸塩）

適用疾患

- [ ] 閉経後乳癌

投与量・投与期間

- [ ] 用法
- [ ] 投与量

・40mgを1日1回経口投与

| 40mg／回　1日1回 |

・既治療例（薬物療法及び放射線療法等に無効例）：120mgを1日1回経口投与

| 120mg／回
1日1回 |

副作用と投与計画

これだけは確認しよう！

循環器系障害（不整脈等）

- [ ] QTc延長なし
- [ ] 不整脈症状
  （徐脈によるめまい，動悸，胸痛，胸部不快感）
- [ ] 低血圧
- [ ] 電解質検査

・低K血症のある患者やQTc延長の既往のある患者，抗不整脈薬服用中の患者が対象
・480msecを超えるQTc値は，＜481msecまで休薬する
・K：≧3.5mEq/L, Mg：≧1.8mg/dL, Ca：≧8.5mg/dL

骨髄抑制

- [ ] 好中球≧1,000/mm^3
- [ ] 血小板≧5万/mm^3
- [ ] ヘモグロビン≧8.0g/dL

フェアストン®錠

必要に応じて確認しよう

肝機能

- [ ] AST/ALT<120U/L
- [ ] T-bil<1.8mg/dL

間質性肺炎

- [ ] 息切れ, 呼吸困難, 咳嗽, 発熱等の初期症状
- [ ] 定期的な胸部X線検査, 胸部CT検査
- [ ] CRP, SP-A, SP-D, KL-6, 好酸球等

・正常値
　CRP：≦0.1mg/dL, 好酸球：1〜5％,
　SP-A：<43.8ng/mL, SP-D：<110.0ng/mL,
　KL-6：≦500U/mL

血栓症

- [ ] 血管閉塞事象 (胸痛, 腹痛, 四肢痛, 片麻痺, 視力低下, 息切れ, しびれ等)

・心筋梗塞, 脳梗塞, 網膜動脈閉塞症, 末梢動脈閉塞, 性疾患, 静脈血栓塞栓症等を示す. 高血圧, 糖尿病, 脂質異常症等が危険因子

相互作用

- [ ] ワルファリン使用時 (INR)

・PT-INR：0.9〜1.1 (標準), ワルファリン使用時の目標値：2.0〜3.0 (70歳以上は1.6〜2.6)

その他

- [ ] 抗不整脈薬 (クラスIA抗不整脈薬, クラスIII抗不整脈薬)
- [ ] 不正性器出血
- [ ] 妊娠

・抗不整脈薬は禁忌 (キニジン, プロカインアミド, アミオダロン, ソタロール等)
・子宮筋腫のおそれ. 性器出血は子宮筋腫によるもの
・治療中, ピル以外の避妊方法を行う

フェマーラ®錠2.5mg(レトロゾール)

適用疾患

- [ ] 閉経後乳癌

・ER陽性であること

投与量・投与期間

- [ ] 用法
- [ ] 投与量

・1日1回2.5mgを経口投与

> 2.5mg／回
> 1日1回

フェマーラ®錠

副作用と投与計画

これだけは確認しよう！

肝機能

- [ ] AST/ALT ≦ 200U/L
- [ ] T-bil ≦ 3.6mg/dL

・重度の肝機能障害（Childs-Pugh Cや肝硬変）では，投与量を50％に減量（2.5mgを1日おき）
※T-bil ≧ 2.0mg/dL，Alb ≦ 3.5g/dL，プロトロンビン活性 ≦ 70％なら要スコア化分類（p.192参照）

腎機能

- [ ] GFR ≧ 30mL/min

・GFR ≧ 10mL/minであれば，投与量は調節不要

必要に応じて確認しよう

間質性肺炎

- [ ] 息切れ，呼吸困難，咳嗽，発熱等の初期症状
- [ ] 定期的な胸部X線検査，胸部CT検査
- [ ] CRP, SP-A, SP-D, KL-6, 好酸球等

・正常値：
CRP：≦ 0.1mg/dL, 好酸球：1～5%,
SP-A：＜43.8ng/mL, SP-D：＜110.0ng/mL,
KL-6：≦ 500U/mL

血栓症

- [ ] 血管閉塞事象（胸痛，腹痛，四肢痛，片麻痺，視力低下，息切れ，しびれ等）

・心筋梗塞，脳梗塞，網膜動脈閉塞症，末梢動脈閉塞性疾患，静脈血栓塞栓症等を示す．高血圧，糖尿病，脂質異常症等が危険因子

その他

- [ ] 定期的な骨密度測定
- [ ] 心筋梗塞（胸痛，眩暈等）
- [ ] 心不全（浮腫，体重増加等）

・心不全，狭心症の可能性があるため体重や胸痛を確認する

フトラフール® カプセル200mg (テガフール)

適用疾患

- [ ] 消化器癌
  (胃癌, 結腸・直腸癌)
- [ ] 乳癌

投与量・投与期間

- [ ] 用法
- [ ] 投与量

・800〜1,200mgを1日2〜4回に分けて経口投与

800〜1,200mg／日
1日2〜4回

副作用と投与計画

これだけは確認しよう！

骨髄抑制

- [ ] 好中球 ≧ 1,000/mm³
- [ ] 血小板 ≧ 5万/mm³
- [ ] ヘモグロビン ≧ 8g/dL

・投与開始2ヵ月間は1ヵ月に1回以上検査

肝機能障害・肝硬変

- [ ] AST/ALT ≦ 200U/L
- [ ] T-bil ≦ 3.6mg/dL
- [ ] プロトロンビン時間 ≧ 40%
- [ ] アルブミン ≧ 2.8g/dL
- [ ] 黄疸 (眼球黄染)
- [ ] 食欲不振を伴う倦怠感

・投与開始2ヵ月間は1ヵ月に1回以上検査

必要に応じて確認しよう

腎機能

- [ ] Creベースライン≦3倍増または≦4.0mg/dL
- [ ] GFR≧30mL/min

・GFR≧60mL/minまたはベースラインからのCre増加≦2倍まで休薬,再開

間質性肺炎

- [ ] 息切れ,呼吸困難,咳嗽,発熱等の初期症状
- [ ] 定期的な胸部X線検査,胸部CT検査
- [ ] CRP, SP-A, SP-D, KL-6, 好酸球等

・正常値
CRP:≦0.1mg/dL,好酸球:1〜5%,
SP-A:<43.8ng/mL, SP-D:<110.0ng/mL,
KL-6:≦500U/mL

膵炎

- [ ] リパーゼ≦110U/L
- [ ] アミラーゼ≦260U/L
- [ ] 症状(腹痛,嘔吐)

・リパーゼ≦83U/L,アミラーゼ≦195U/Lまで休薬し,減量再開

相互作用

- [ ] 他の経口フッ化ピリミジン系薬
- [ ] ワルファリン使用時(INR)

・他剤使用後は,7日間空ける
・PT-INR:0.9〜1.1(標準),ワルファリン使用時の目標値:2.0〜3.0(70歳以上は1.6〜2.6)

その他

- [ ] 腹痛・下痢等腸炎
- [ ] 口内炎
- [ ] 神経障害(健忘,歩行障害,知覚障害,錐体外路症状,口のもつれ,舌のもつれ,意識障害,麻痺,尿失禁)

・神経障害は,白質脳症による

フルダラ®錠10mg(フルダラビンリン酸エステル)

適用疾患

- [ ] 再発又または難治性の低悪性度B細胞性非ホジキンリンパ腫 (NHL)
- [ ] 再発または難治性のマントル細胞リンパ腫 (MCL)
- [ ] 慢性リンパ性白血病 (CLL)

・CLLは,貧血または血小板減少を伴うハイリスクまたは進行症例または難治症例はアルキル化剤を含む標準治療に無効例

投与量・投与期間

- [ ] 用法
- [ ] 投与量
- [ ] 休薬期間

・40mg/m²(体表面積)を1日1回5日間連日経口投与し,23日間休薬

40mg/m²/回 1日1回	休薬
←5日→	←23日→

・投与量は,下表を参照
・6サイクル以上の安全性未確認 (NHL及びMCL)

フルダラ®錠の標準量と腎機能に応じた減量投与量

体表面積 (m²)	初回標準1日量 (錠数)
0.89〜1.13	40mg (4錠)
1.14〜1.38	50mg (5錠)
1.39〜1.63	60mg (6錠)
1.64〜1.88	70mg (7錠)
1.89〜2.13	80mg (8錠)
2.14〜2.38	90mg (9錠)

	クレアチニンクリアランス (mL/min)			1日量 (錠数)
	70	50	30	
体表面積 (m²)	0.45〜0.73	0.53〜0.86	0.65〜1.05	20mg (2錠)
	0.74〜1.01	0.87〜1.20	1.06〜1.47	30mg (3錠)
	1.02〜1.30	1.21〜1.54	1.48〜1.88	40mg (4錠)
	1.31〜1.58	1.55〜1.88	1.89〜2.30	50mg (5錠)
	1.59〜1.87	1.89〜2.21	2.31〜2.71	60mg (6錠)
	1.88〜2.16	2.22〜2.55	2.72〜3.13	70mg (7錠)
	2.17〜2.44	2.56〜2.89	3.14〜3.54	80mg (8錠)

フルダラ®錠

副作用と投与計画

これだけは確認しよう！

既往

- [ ] HBV感染
- [ ] サイトメガロウイルス
- [ ] ニューモシスチス・カリニ
- [ ] カンジダ等真菌症

- HBs抗原（陽性）⇒ HBV定量
- HBs抗原（陰性）かつHBc抗体（陽性）⇒ HBV定量
- いずれも基準値以上でエンテカビル投与
- 詳細はp.180参照

骨髄抑制

リンパ腫
- [ ] 好中球 ≧ 1,200/mm³
- [ ] 血小板 ≧ 7.5万/mm³
- [ ] ヘモグロビン ≧ 8g/dL
- [ ] リンパ球 ≧ 500/mm³

【リンパ腫】
- 1週後までに回復，同量で再開．2週後までに回復，30mg/m² 減量再開．2週後までに回復しなかった場合は投与中止

リンパ性白血病
- [ ] 好中球 ≧ 1,000/mm³
- [ ] 血小板 ≧ 10万/mm³
- [ ] ヘモグロビン ≧ 8g/dL
- [ ] リンパ球 ≧ 500/mm³

【リンパ性白血病】
- 2週後までに回復，同量再開．2週後までに回復しなかった場合の好中球 ≧ 500/mm³，血小板 ≧ 5万/mm³ の場合は30mg/m² 減量再開．好中球＜500/mm³，血小板＜5万/mm³ であれば20mg/m² で減量再開

- ヘモグロビンは，出血傾向及び溶血性貧血の観察を含めて必要

肝機能

- [ ] AST/ALT ≦ 200U/L
- [ ] T-bil ≦ 3.6mg/dL

腎機能

- [ ] GFR ≧ 70mL/min
- [ ] 血尿

- GFR＜70mL/minより減量，GFR＜30mL/minは禁忌
- 出血性膀胱炎の観察

必要に応じて確認しよう

間質性肺炎

- [ ] 息切れ，呼吸困難，咳嗽，発熱等の初期症状
- [ ] 定期的な胸部X線検査，胸部CT検査
- [ ] CRP, SP-A, SP-D, KL-6, 好酸球等

・正常値
CRP：≦0.1mg/dL, 好酸球：1～5%,
SP-A：<43.8ng/mL, SP-D：<110.0ng/mL,
KL-6：≦500U/mL

腫瘍崩壊症候群（TLS）

- [ ] 尿酸<8mg/dL
- [ ] K<6mEq/Lまたは<6mmol/L
- [ ] P<4.5mg/dLまたは<1.45mmol/L
- [ ] Ca>7.0mg/dLまたは>1.75mmol/L

・痙攣や不整脈，クレアチニン上昇等のclinical TLS（→p.177）も考慮する

その他

- [ ] ペントスタチン使用
- [ ] 神経障害（健忘，歩行障害，知覚障害，錐体外路症状，口のもつれ，舌のもつれ，意識障害，麻痺，尿失禁）

・ペントスタチン禁忌
・神経障害は，白質脳症による

フルダラ®錠

フルツロン® カプセル100・200（ドキシフルリジン）

適用疾患

- [ ] 胃癌
- [ ] 結腸・直腸癌
- [ ] 乳癌
- [ ] 子宮頸癌
- [ ] 膀胱癌

投与量・投与期間

- [ ] 用法
- [ ] 投与量

・800〜1,200mgを3〜4回に分けて経口投与

800〜1,200mg／日
1日3〜4回

副作用と投与計画

これだけは確認しよう！

骨髄抑制

- [ ] 好中球 ≧ 1,000/mm³
- [ ] 血小板 ≧ 5万/mm³
- [ ] ヘモグロビン ≧ 8g/dL

・2ヵ月間は1ヵ月に1回以上検査

肝機能障害・肝硬変

- [ ] AST/ALT ≦ 200U/L
- [ ] T-bil ≦ 3.6mg/dL
- [ ] プロトロンビン時間 ≧ 40%
- [ ] アルブミン ≧ 2.8g/dL
- [ ] コリンエステラーゼ ≧ 200U/L
- [ ] 黄疸（眼球黄染）
- [ ] 食欲不振を伴う倦怠感

・2ヵ月間は1ヵ月に1回以上検査

腎機能

- [ ] Creベースライン≦3倍増 または≦4.0mg/dL
- [ ] GFR≧30mL/min

・2ヵ月間は1ヵ月に1回以上検査
・GFR≧60mL/minまたはベースラインからのCre増加
・<0.3mg/dLまで休薬，再開

必要に応じて確認しよう

間質性肺炎

- [ ] 息切れ，呼吸困難，咳嗽，発熱等の初期症状
- [ ] 定期的な胸部X線検査，胸部CT検査
- [ ] CRP，SP-A，SP-D，KL-6，好酸球等

・正常値
CRP：≦0.1mg/dL，好酸球：1〜5%，
SP-A：<43.8ng/mL，SP-D：<110.0ng/mL，
KL-6：≦500U/mL

心機能

- [ ] 左室駆出率≧50%またはベースラインから−20%以内
- [ ] 症候性（浮腫，体重増加）

・ホスホジエステラーゼ（PDE）Ⅲの阻害作用を有するため

膵炎

- [ ] リパーゼ≦110U/L
- [ ] アミラーゼ≦260U/L
- [ ] 症状（腹痛，嘔吐）

・リパーゼ≦83U/L，アミラーゼ≦195U/Lまで休薬し，減量再開

相互作用

- [ ] 他の経口フッ化ピリミジン系薬
- [ ] ワルファリン使用時（INR）

・他剤使用後は，7日間空ける
・PT-INR：0.9〜1.1（標準），ワルファリン使用時の目標値：2.0〜3.0（70歳以上は1.6〜2.6）

その他

- [ ] 腹痛・下痢等腸炎
- [ ] 口内炎
- [ ] 神経障害（健忘，歩行障害，知覚障害，錐体外路症状，口のもつれ，舌のもつれ，意識障害，麻痺，尿失禁）

・神経障害は，白質脳症による

ベサノイド®カプセル 10mg（トレチノイン）

適用疾患

- [ ] 急性前骨髄球性白血病

投与量・投与期間

- [ ] 用法
- [ ] 投与量

- 1日60～80mg（45mg/m^2）を3回に分けて食後経口投与

60～80mg／日（45mg/m^2／日） 1日3回
←──────── 16週 ────────→

- 16週間投与して寛解に到達しない場合は，投与を中止

副作用と投与計画

これだけは確認しよう！

骨髄抑制

- [ ] 白血球 ≦ 3万/mm^3
- [ ] 芽球＋前骨髄球 ≦ 1,000/mm^3

- 芽球及び前骨髄球の和が＞1,000/mm^{3}の場合は化学療法により数値が減少してから投与する
- 白血球増多症になる場合があり，末梢白血球が＞3万/mm^{3}は減量または休薬

妊娠

- [ ] 妊娠の有無

- 投与開始前の少なくとも1ヵ月間，投与中及び投与中止後少なくとも1ヵ月間は必ず避妊，1ヵ月ごとに追加の妊娠検査
- 次の生理周期の2～3日目まで投与を開始しない（妊娠していないことの確認）

レチノイン酸症候群

- [ ] 症状（発熱，呼吸困難，胸水による咳嗽，低血圧，浮腫，倦怠感等）
- [ ] 症状疑う場合の胸部X線検査，胸部CT検査等

播種性血管内凝固症候群（DIC）

- [ ] 血小板＞12万/mm³
- [ ] FDP＜10μg/dL
- [ ] フィブリノゲン＞150μg/mL
- [ ] プロトロンビン時間＜1.25倍
- [ ] D-ダイマー＜1.0μg/mL

・DICの診断基準に至ったらDIC治療を開始（p.192参照）

肝機能

- [ ] AST/ALT≦200U/L
- [ ] T-bil≦3.6mg/dL

・投与前，投与開始1ヵ月後及び投与中は3ヵ月ごと
・AST/・ALT≦120U/dL，T-bil≦1.8mg/dLまで休薬し，再開

必要に応じて確認しよう

腎機能

- [ ] Creベースライン≦3倍増または≦4.0mg/dL
- [ ] GFR≧30mL/min

・GFR≧60mL/minまたはベースラインからのCre増加≦2倍増まで休薬，再開

脂質異常

- [ ] トリグリセリド≦150mg/dL

・トリグリセリド＞150mg/dLより薬物療法（コレステロールにはスタチン系薬，トリグリセリドにはフィブラート系薬を使用）を考慮（コントロールできなければ中止）

血栓症

- [ ] 血管閉塞事象（胸痛，腹痛，四肢痛，片麻痺，視力低下，息切れ，しびれ等）

・心筋梗塞，脳梗塞，網膜動脈閉塞症，末梢動脈閉塞性疾患，静脈血栓塞栓症等を示す．高血圧，糖尿病，脂質異常症等が危険因子

その他

- [ ] ビタミンA製剤の摂取
- [ ] 関節痛・骨痛

・ビタミンA製剤（禁忌）
・25歳未満では，骨形成抑制あり（骨痛や関節痛となる）

ベージニオ®錠50mg・100mg・150mg(アベマシクリブ)

適用疾患

☐ 手術不能または再発乳癌

・ホルモン受容体陽性かつHER2陰性内分泌療法薬と併用

投与量・投与期間

☐ 用法
☐ 投与量

・1回150mgを1日2回経口投与
・減量：150mg→100mg→50mg/回

> 150mg／回
> 1日2回

副作用と投与計画

これだけは確認しよう！

肝機能

初回の肝機能障害
- [ ] AST/ALT ≦ 200U/L
- [ ] T-Bil ≦ 3.6mg/dL

・AST/ALT ≦ 120U/LおよびT-Bil ≦ 1.8mg/dLまで休薬, 減量再開

治療中の肝機能障害あるいは再燃
- [ ] AST/ALT ≦ 120U/L
- [ ] T-Bil ≦ 1.8mg/dL

骨髄抑制

- [ ] 好中球 ≧ 1,000/μL
- [ ] 血小板 ≧ 5 × 10^4/μL
- [ ] ヘモグロビン ≧ 8.0g/dL
- [ ] リンパ球 ≧ 500/μL

・実施基準まで休薬, 減量再開

間質性肺炎

- [ ] 息切れ, 呼吸困難, 咳嗽, 発熱等の初期症状
- [ ] 定期的な胸部X線検査, 胸部CT検査
- [ ] CRP, SP-A, SP-D, KL-6, 好酸球など

・検査所見のみ：継続. 日常生活に支障を伴わない症状：休薬し, 回復後減量を考慮するなどして再開. 日常生活への支障と酸素吸入が必要な場合：中止
・正常値
CRP：≦ 0.1mg/dL, 好酸球：1 〜 5%,
SP-A：< 43.8ng/mL, SP-D：< 110.0ng/mL,
KL-6：≦ 500U/mL

必要に応じて確認しよう

下痢

- [ ] 下痢による便回数が通常の便回数に < 4回/日以内

・ただし, 24時間以内に回復した場合, 治療継続が可能
・24時間以上改善ない場合, < 4回/日増加以下に回復するまで休薬→同量で再開. ただし, 症状が再発した場合や≧ 7/日増加の場合, 回復後減量再開

ベプシド®／ラステット® Sカプセル25mg・50mg(エトポシド)

適用疾患

- [ ] 肺小細胞癌
- [ ] 悪性リンパ腫
- [ ] 子宮頸癌
- [ ] がん化学療法後に増悪した卵巣癌

投与量・投与期間

- [ ] 用法
- [ ] 投与量
- [ ] 休薬期間

【肺小細胞癌】
・1日175〜200mgを5日間連続経口投与し，3週間休薬

175〜200mg／日	休薬
5日	3週

【悪性リンパ腫】
・〈A法〉1日175〜200mgを5日間連続経口投与，3週間休薬

175〜200mg／日	休薬
5日	3週

・〈B法〉1日50mgを21日間連続経口投与，1〜2週間休薬

50mg／日	休薬
21日	1〜2週

【子宮頸癌及び卵巣癌】
・1日50mgを21日間連続経口投与し，1〜2週間休薬

50mg／日	休薬
21日	1〜2週

ペプシド®/ラステット® Sカプセル

副作用と投与計画

これだけは確認しよう！

骨髄抑制

- [ ] 好中球 ≧ 1,000/mm³
- [ ] 血小板 ≧ 5万/mm³
- [ ] ヘモグロビン ≧ 8g/dL

- 好中球最低値は，5日間投与では約2〜3週間後，21日間投与では約3週間後に認められる
- 放射線や他の抗がん薬と併用する場合がある．この場合，骨髄抑制を生じやすい

肝機能

- [ ] AST/ALT ≦ 200U/L
- [ ] T-bil ≦ 3.6mg/dL

腎機能

- [ ] Creベースライン ≦ 3倍増 または ≦ 4.0mg/dL
- [ ] GFR ≧ 50mL/min

- GFR：15〜50mL/minでは，75%用量（25%減量）

必要に応じて確認しよう

間質性肺炎

- [ ] 息切れ，呼吸困難，咳嗽，発熱等の初期症状
- [ ] 定期的な胸部X線検査，胸部CT検査
- [ ] CRP, SP-A, SP-D, KL-6, 好酸球等

- 正常値
  CRP：≦ 0.1mg/dL，好酸球：1〜5%，
  SP-A：< 43.8ng/mL，SP-D：< 110.0ng/mL，
  KL-6：≦ 500U/mL

ペラゾリン®細粒400mg・800mg(ソブゾキサン)

適用疾患

- [ ] 悪性リンパ腫
- [ ] 成人T細胞白血病リンパ腫

投与量・投与期間

- [ ] 用法
- [ ] 投与量
- [ ] 休薬期間

・1日1,600mgを1回または2回に分割し,5日間連続経口投与,2～3週間休薬
・1日2,400mgまで増量可能

1,600mg／日 1日1～2回 (2,400mgまで増量可能)	休薬
― 5日 ―	―2～3週―

・高齢者は,1日800mgから開始を考慮する

ペラゾリン® 細粒

副作用と投与計画

これだけは確認しよう！

骨髄抑制

- [ ] 好中球 ≧ 1,000/mm³
- [ ] 血小板 ≧ 5万/mm³
- [ ] ヘモグロビン ≧ 8.0g/dL

・好中球 ≧ 1,500/mm³、血小板 ≧ 7.5万/mm³、ヘモグロビン ≧ 10g/dLまで休薬、再開
・LDH高値患者では、骨髄抑制が生じやすい

腎機能

- [ ] Creベースライン ≦ 3倍増 または ≦ 4.0mg/dL
- [ ] GFR ≧ 30mL/min

・GFR ≧ 60mL/minまたはベースラインからのCre増加 ≦ 2倍増まで休薬、再開

必要に応じて確認しよう

肝機能

- [ ] AST/ALT ≦ 200U/L
- [ ] T-bil ≦ 3.6mg/dL

・AST/ALT ≦ 120U/dL、T-bil ≦ 1.8mg/dLまで休薬、再開

間質性肺炎

- [ ] 息切れ、呼吸困難、咳嗽、発熱等の初期症状
- [ ] 定期的な胸部X線検査、胸部CT検査
- [ ] CRP, SP-A, SP-D, KL-6, 好酸球等

・正常値
CRP：≦ 0.1mg/dL、好酸球：1〜5％、
SP-A：＜ 43.8ng/mL、SP-D：＜ 110.0ng/mL、
KL-6：≦ 500U/mL

その他

- [ ] 出血傾向（黒色便、ヘモグロビンの低下等）

・血小板低値の患者では、消化管出血を生じやすい

ボシュリフ®錠100mg（ボスチニブ水和物）

適用疾患

- [ ] 前治療薬に抵抗性または不耐容の慢性骨髄性白血病

投与量・投与期間

- [ ] 用法
- [ ] 投与量

・1日1回500mgを食後経口投与，休薬なし

500mg／回
1日1回

・Grade3以上の副作用がなく，8週間投与しても血液学的効果がみられない場合や，12週間投与しても，細胞遺伝学的効果がみられない場合は600mgまで増量できる

副作用と投与計画

これだけは確認しよう！

既往

- [ ] HBV感染

- HBs抗原（陽性）⇒ HBV定量
- HBs抗原（陰性）かつHBc抗体（陽性）⇒ HBV定量
- いずれも基準値以上でエンテカビル投与
- 詳細はp.180参照

骨髄抑制

- [ ] 好中球 ≧ 1,000/mm^3
- [ ] 血小板 ≧ 5万/mm^3

- 好中球<1,000/mm^{3}また血小板<5万/mm^{3}の場合、好中球≧1,000/mm^{3}あるいは血小板≧5万/mm^{3}まで休薬、2週間以内に回復した場合は同量再開、2週間以降に回復した場合は100mgを減量して再開、2回目以降100mgずつ減量再開（ただし、300mg以下の有効性は未確認）
- 最初の1ヵ月は1週間ごと、その後は1ヵ月ごとに検査

肝機能

- [ ] AST/ALT<120U/L
- [ ] T-bil<2.4mg/dL
- [ ] ALP<718U/L

- AST/ALT≦100U/Lまで休薬し、400mg1日1回で投与再開。4週間以内に回復しない場合は投与中止
- 最低値が、AST/ALT≧120U/LかつT-bil≧2.4mg/dL、ALP<718U/Lの場合は中止
- 最初の2ヵ月は2週間ごと、その後は3ヵ月ごとに検査

腎機能

- [ ] GFR ≧ 50mL/min

- GFR30～50 mL/min：400mg、<30mL/min未満：300mg

体液貯留

- [ ] 体重増加

- 心嚢液貯留、胸水、肺水腫、末梢性浮腫等による急激な体重の増加、呼吸困難等、発生時は中止し利尿剤投与

必要に応じて確認しよう

下痢

- [ ] ベースラインと比べて7回以上/日の排便回数が増加

・ベースラインと比べて3回以上/日の排便回数の増加やストーマからの軽度の排液の場合は回復まで中止, 減量再開

膵炎

- [ ] リパーゼ≦110U/L
- [ ] アミラーゼ≦260U/L
- [ ] 症状（腹痛, 嘔吐）

・リパーゼ≦83U/L, アミラーゼ≦195U/Lまで休薬し, 減量再開

腫瘍崩壊症候群（TLS）

- [ ] 尿酸<8mg/dL
- [ ] K<6mEq/Lまたは<6mmol/L
- [ ] P<4.5mg/dLまたは<1.45mmol/L
- [ ] Ca>7.0mg/dLまたは>1.75mmol/L

・痙攣や不整脈, クレアチニン上昇等のclinical TLS（→p.177）も考慮する

循環器系障害（不整脈等）

- [ ] QTc延長なし
- [ ] 不整脈症状（めまい, 動悸, 胸痛, 胸部不快感）
- [ ] 電解質検査

・500msecを超えるQTc値または変化量が50〜60msec以上：回復（<481msec）するまで休薬し, 減量再開
・K：≧3.5mEq/L, Mg：≧1.8mg/dL, Ca：≧8.5mg/dL

間質性肺炎

- [ ] 息切れ, 呼吸困難, 咳嗽, 発熱等の初期症状
- [ ] 定期的な胸部X線検査, 胸部CT検査
- [ ] CRP, SP-A, SP-D, KL-6, 好酸球等

・正常値
CRP：≦0.1mg/dL, 好酸球：1〜5%,
SP-A：<43.8ng/mL, SP-D：<110.0ng/mL,
KL-6：≦500U/mL

心機能

- [ ] 左室駆出率 ≧ 50%
  またはベースラインから
  －20%以内
- [ ] 症候性

・無症候性の駆出率低下があるが，3週以内に改善しない場合は休薬．症候性の症状は中止

その他

- [ ] 出血傾向（脳出血，消化器，女性器，眼，口腔等）

・ヘモグロビンの変化，黒色便等観察

ポマリスト®カプセル1mg・2mg・3mg・4mg(ポマリドミド)

適用疾患

- [ ] 再発または難治性の多発性骨髄腫

・レナリドミド(レブラミドカプセル)およびボルテゾミブ(ベルケイド)治療歴のあること

投与量・投与期間

- [ ] 用法
- [ ] 投与量
- [ ] 休薬期間

・通常、1日1回4mgを21間連日経口投与した後、7日間休薬

4mg/回 1日1回	休薬
←―――21日―――→	←―7日―→

・デキサメタゾンとの併用

副作用と投与計画

これだけは確認しよう！

骨髄抑制

- [ ] 好中球 ≧ 500/mm³
- [ ] 血小板 ≧ 2.5万/mm³

・好中球 ≧ 1,000/mm³、血小板 ≧ 5万/mm³まで休薬し、1mgを減量再開
・発熱性好中球減少症も減量を考慮
・好中球減少時には、G-CSF使用を考慮

妊娠

- [ ] 妊娠の有無

・投与開始前の少なくとも1ヵ月間、投与中及び投与中止後少なくとも1ヵ月間は必ず避妊、1ヵ月ごとに追加の妊娠検査
・男性も投与開始から投与終了4週間後まで避妊

肝機能

- [ ] AST/ALT ≦ 200U/L
- [ ] T-bil ≦ 3.6mg/dL

・AST/ALT ≦ 120U/L及びT-bil ≦ 1.8mg/dLまで、休薬し1mg減量再開
・Child-Pugh AorB：25%減量、Child-Pugh C：50%減量(海外)
※T-bil ≧ 2.0mg/dL、Alb ≦ 3.5g/dL、プロトロンビン活性 ≦ 70%なら要スコア化分類(p.192参照)

ポマリスト®カプセル

腎機能

- [ ] Creベースライン≦3倍増 または≦4.0mg/dL
- [ ] GFR≧30mL/min

・GFR＜30mL/min：減量

必要に応じて確認しよう

腫瘍崩壊症候群（TLS）

- [ ] 尿酸<8mg/dL
- [ ] K<6mEq/Lまたは<6mmol/L
- [ ] P<4.5mg/dLまたは<1.45mmol/L
- [ ] Ca>7.0mg/dLまたは>1.75mmol/L

・痙攣や不整脈，クレアチニン上昇等のclinical TLS（→p.177）も考慮する

間質性肺炎

- [ ] 息切れ，呼吸困難，咳嗽，発熱等の初期症状
- [ ] 定期的な胸部X線検査，胸部CT検査
- [ ] CRP, SP-A, SP-D, KL-6, 好酸球等

・正常値
CRP：≦0.1mg/dL, 好酸球：1〜5％,
SP-A：＜43.8ng/mL, SP-D：＜110.0ng/mL,
KL-6：≦500U/mL

心機能

- [ ] 左室駆出率≧50％または ベースラインから−20％以内
- [ ] 症候性

・無症候性の駆出率低下は改善まで休薬，症候性の症状は中止
・症状として「動くと息が苦しい」「疲れやすい」「足がむくむ」「急に体重が増えた」「咳とピンク色の痰」がある

循環器系障害（不整脈等）

- [ ] QTc延長なし
- [ ] 不整脈症状（めまい，動悸，胸痛，胸部不快感）
- [ ] 電解質検査

・500msecを超えるQTc値または変化量が50〜60msec以上：回復（＜481msec）するまで休薬し，減量再開
・K：≧3.5mEq/L, Mg：≧1.8mg/dL, Ca：≧8.5mg/dL

血栓症

- [ ] 血管閉塞事象（胸痛，腹痛，四肢痛，片麻痺，視力低下，息切れ，しびれ等）

・心筋梗塞，脳梗塞，網膜動脈閉塞症，末梢動脈閉塞，性疾患，静脈血栓塞栓症等を示す．高血圧，糖尿病，脂質異常症等が危険因子

その他

- [ ] 日常生活に支障ある神経障害

・創傷の治癒を阻害するので，処置から一定期間休薬

マブリン®散1％(ブスルファン)

適用疾患

- [ ] 慢性骨髄性白血病
- [ ] 真性多血症

投与量・投与期間

- [ ] 用法
- [ ] 投与量

【慢性骨髄性白血病】
・〈投与法①〉1日4〜6mgを脾臓の縮小をみながら経口投与し、白血球数が15,000/mm³前後に減少すれば1日2mg以下に減量

4〜6mg/日	白血球数15,000mm³前後に減少したら減量
	2mg/日以下

・〈投与法②〉1日2mg以下を経口投与し、白血球数並びに脾臓の縮小をみながら白血球数が15,000/mm³前後になるまで投与

2mg/日以下

・〈投与法①,②とも〉維持療法：週1回または2週に1回1日2mgを経口投与

2mg/日	休薬
├1日┤	6日

または

2mg/日	休薬
├1日┤	13日

【真性多血症】
・1日2〜4mgから経口投与し、血液所見をみながら1日6mgまで漸増

2〜4mg/日

マプリン® 散

副作用と投与計画

これだけは確認しよう!

骨髄抑制

- [ ] 好中球 ≧ 1,000/mm³
- [ ] 血小板 ≧ 5万/mm³
- [ ] ヘモグロビン ≧ 8.0g/dL

・好中球 ≧ 1,500/mm³, 血小板 ≧ 7.5万/mm³, ヘモグロビン ≧ 10g/dL まで休薬し, 再開

肝機能

- [ ] AST/ALT ≦ 200U/L
- [ ] T-bil ≦ 3.6mg/dL

・AST/ALT ≦ 200U/L, T-bil ≦ 3.6mg/dL まで休薬し, 再開

腎機能

- [ ] Cre ベースライン ≦ 3倍増 または ≦ 4.0mg/dL
- [ ] GFR ≧ 30mL/min

・GFR ≧ 60mL/min またはベースラインからの Cre 増加 ≦ 2倍増まで休薬し, 再開

必要に応じて確認しよう

間質性肺炎

- [ ] 息切れ, 呼吸困難, 咳嗽, 発熱等の初期症状
- [ ] 定期的な胸部X線検査, 胸部CT検査
- [ ] CRP, SP-A, SP-D, KL-6, 好酸球等

・正常値
CRP: ≦ 0.1mg/dL, 好酸球: 1〜5%,
SP-A: < 43.8ng/mL, SP-D: < 110.0ng/mL,
KL-6: ≦ 500U/mL

既往

- [ ] HBV 感染
- [ ] 結核
- [ ] CMV (サイトメガロウイルス) 感染, 単純ヘルペス

・HBs 抗原 (陽性) ⇒ HBV 定量
・HBs 抗原 (陰性) かつ HBc 抗体 (陽性) ⇒ HBV 定量
・いずれも基準値以上でエンテカビル投与
・詳細は p.180 参照

その他

- [ ] 白内障 (眼のかすみ, 視力低下, 光をまぶしく感じる)

ムンデシン®カプセル100mg（フォロデシン塩酸塩）

適用疾患

- [ ] 再発または難治性の末梢性T細胞リンパ腫

投与量・投与期間

- [ ] 用法
- [ ] 投与量

・1回300mgを1日2回経口投与

300mg／回
1日2回

・減量は，1回200mgへ

ムンデシン®カプセル

副作用と投与計画

これだけは確認しよう！

骨髄抑制

- [ ] 血小板 ≧ 2.5万/mm^3
- [ ] 好中球 ≧ 500/mm^3
- [ ] リンパ球 ≧ 200/mm^3
- [ ] ヘモグロビン ≧ 8g/dL

・回復（Grade1程度，好中球 ≧ 1,500/mm^3，血小板 ≧ 7.5万/mm^3，リンパ球 ≧ 800/mm^3）まで休薬，減量再開（減量後の再燃は中止推奨）

腎機能

- [ ] Cre増加（ベースラインから ≦ 3倍増または増加量 ≦ 4.0mg/dL）
- [ ] GFR ≧ 30mL/min

・回復（Grade1程度，GFR ≧ 60mL/min）まで休薬，減量再開
・高度腎機能障害（GFR＜30mL/minでは，AUCが正常の1.8倍）となる

既往

- [ ] HBV感染
- [ ] 帯状疱疹

・HBs抗原（陽性）⇒ HBV定量
・HBs抗原（陰性）かつHBc抗体（陽性）⇒ HBV定量
・いずれも基準値以上でエンテカビル投与
・詳細はp.180参照

メキニスト®錠0.5mg・2mg（トラメチニブ ジメチルスルホキシド付加物）

適用疾患

- [ ] 根治切除不能な悪性黒色腫
- [ ] BRAF遺伝子変異を有する切除不能な進行・再発の非小細胞肺癌

・BRAF遺伝子変異陽性

投与量・投与期間

- [ ] 用法
- [ ] 投与量
- [ ] 休薬期間

・ダブラフェニブとの併用において2mgを1日1回，空腹時（食事の1時間前から食後2時間までの間を避ける）に経口投与，休薬なし
・減量：2mg→1.5mg→1.0mg

| トラメチニブ　2mg／回　1日1回 |
| ダブラフェニブ　150mg／回　1日2回 |

・0.5mg錠と2mg錠の生物学的同等性は示されていないため，2mgを投与する際には0.5mg錠を使用しない

副作用と投与計画

これだけは確認しよう！

肝機能

- [ ] AST/ALT ≦ 200U/L
- [ ] T-bil ≦ 3.6mg/dL

・AST/ALT ≦ 120U/L, T-bil ≦ 1.8mg/dL まで休薬し, 減量再開
・最低値が AST/ALT＞800U/L または T-bil＞12mg/dL は, 中止

心機能

- [ ] 左室駆出率 ≧ 50％ またはベースラインから －20％以内
- [ ] 症候性

・無症候性の駆出率低下があるが, 3週以内に改善しない場合は休薬, 症候性の症状は中止

必要に応じて確認しよう

間質性肺炎

- [ ] 息切れ, 呼吸困難, 咳嗽, 発熱等の初期症状
- [ ] 定期的な胸部X線検査, 胸部CT検査
- [ ] CRP, SP-A, SP-D, KL-6, 好酸球等

・正常値
CRP：≦ 0.1mg/dL, 好酸球：1～5％,
SP-A：＜43.8ng/mL, SP-D：＜110.0ng/mL,
KL-6：≦ 500U/mL

横紋筋融解

- [ ] CPK ≦ 250（男性）, ≦ 170（女性）
- [ ] 筋肉痛, 着色尿

その他

- [ ] 視力障害（網膜剥離）の有無
- [ ] 高度な発熱, 脱水, 低血圧
- [ ] 血栓塞栓症

・発熱には, 解熱薬処方
・血栓塞栓症の自覚症状（胸痛, 腹痛, 四肢痛, 片麻痺, 視力低下, 息切れ, しびれ等）

メソトレキセート® 錠2.5 mg（メトトレキサート）

適用疾患

- [ ] 急性白血病
- [ ] 慢性リンパ性白血病
- [ ] 慢性骨髄性白血病
- [ ] 絨毛性疾患（絨毛癌，破壊胞状奇胎，胞状奇胎）

投与量・投与期間

- [ ] 用法
- [ ] 投与量
- [ ] 休薬期間

【白血病】
・幼児1.25～2.5mg（1/2～1錠），小児2.5～5mg（1～2錠），成人5～10mg（2～4錠）/日を3～6日/週投与

〈幼児〉

| 1.25～2.5mg/日　週3～6日 |

〈小児〉

| 2.5～5mg/日　週3～6日 |

〈成人〉

| 5～10mg/日 週3～6日 |

【絨毛性疾患】
・1クールを5日間とし，1日10～30mg（4～12錠）を経口投与し，7～12日間休薬する

10～30mg/日	休薬
─ 5日 ─	─ 7～12日 ─

副作用と投与計画

これだけは確認しよう！

骨髄抑制

- [ ] 好中球 ≧ 1,000/mm³
- [ ] 血小板 ≧ 5万/mm³
- [ ] ヘモグロビン ≧ 8g/dL

・副作用が重篤な場合，ホリナートカルシウム（ロイコボリン® 5mg，保険適用あり）を1回10mgを1日4回（6時間ごと）投与する

肝機能

- [ ] AST/ALT ≦ 200U/L
- [ ] T-bil ≦ 3.6mg/dL

・2ヵ月間は1ヵ月に1回以上検査

腎機能

- [ ] Creベースライン ≦ 3倍増 または ≦ 4.0mg/dL
- [ ] GFR ≧ 30mL/min

・GFR ≧ 60mL/min、またはベースラインからのCre ≦ 2倍増まで休薬、再開

既往

- [ ] HBV感染
- [ ] HCV感染

・HBs抗原（陽性）⇒ HBV定量
・HBs抗原（陰性）かつHBc抗体（陽性）⇒ HBV定量
・いずれも基準値以上でエンテカビル投与
・詳細はp.180参照

必要に応じて確認しよう

間質性肺炎

- [ ] 息切れ、呼吸困難、咳嗽、発熱等の初期症状
- [ ] 定期的な胸部X線検査、胸部CT検査
- [ ] CRP, SP-A, SP-D, KL-6, 好酸球等

・正常値
CRP：≦ 0.1mg/dL、好酸球：1〜5%、
SP-A：< 43.8ng/mL、SP-D：< 110.0ng/mL、
KL-6：≦ 500U/mL

膵炎

- [ ] リパーゼ ≦ 110U/L
- [ ] アミラーゼ ≦ 260U/L
- [ ] 症状（腹痛、嘔吐）

・リパーゼ ≦ 83U/L、アミラーゼ ≦ 195U/Lまで休薬し、減量再開

相互作用

- [ ] NSAIDs、スルファメトキサゾール・トリメトプリム等
- [ ] 生ワクチン

・腎機能が変化するため
・ワクチン由来の感染の増悪

その他

- [ ] 腹痛・下痢等腸炎
- [ ] 口内炎
- [ ] 神経障害
- [ ] 定期的な骨密度測定
- [ ] 腹水・胸水

・神経障害は白質脳症による、健忘、歩行障害、知覚障害、錐体外路症状、口のもつれ、舌のもつれ、意識障害、麻痺、尿失禁など
・胸水、腹水等に長時間貯留して毒性が増強されることがあるため禁忌

ユーエフティ®配合カプセルT100, 配合顆粒T100
(テガフール・ウラシル)

適用疾患

- [ ] 頭頸部癌
- [ ] 胃癌
- [ ] 結腸・直腸癌
- [ ] 肝臓癌
- [ ] 胆のう・胆管癌
- [ ] 膵臓癌
- [ ] 肺癌
- [ ] 乳癌
- [ ] 膀胱癌
- [ ] 前立腺癌
- [ ] 子宮頸癌

投与量・投与期間

- [ ] 用法
- [ ] 投与量
- [ ] 休薬期間

【UFT単独】
・1日量として, 300〜600mg (2〜3回に分けて投与)

300〜600mg/日
1日2〜3回

ユーエフティ® 投与量とスケジュール
● UFT単独

販売名		1日量(通常)	
		テガフール 300〜600mg 相当量	(子宮頸癌の場合) テガフール 600mg相当量
ユーエフティ®配合カプセルT100		3〜6カプセル	6カプセル
ユーエフティ®E配合顆粒T100	0.5g分包	1.5〜3.0g	3.0g
ユーエフティ®E配合顆粒T150	0.75g分包		
ユーエフティ®E配合顆粒T200	1.0g分包		

【UFT・ホリナート併用療法（結腸・直腸癌）】
・300～600mg相当量を1日3回（約8時間ごとに），食事の前後1時間を避けて経口投与（投与スケジュールは下図・表を参照）

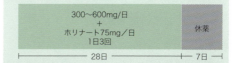

●ホリナート・テガフール・ウラシル療法（UFT・ホリナート併用療法）

	体表面積 (m²)	1日量 (mg)	午前※ (mg)	午後※ (mg)	就寝前※ (mg)
UFT	<1.17	300	100	100	100
	1.17～1.49	400	200	100	100
	1.50～1.83	500	200	200	100
	>1.83	600	200	200	200
ホリナート	—	75	25	25	25

※食事の前後1時間を避けて服用する

副作用と投与計画

これだけは確認しよう！

骨髄抑制

- ☐ 好中球 ≧ 1,000/mm³
- ☐ 血小板 ≧ 5万/mm³
- ☐ ヘモグロビン ≧ 8g/dL

・1サイクル中1回以上，特に投与開始2サイクル目までは，開始前とサイクル中に検査

肝機能障害・肝硬変

- ☐ AST/ALT ≦ 200U/L
- ☐ T-bil ≦ 3.6mg/dL
- ☐ プロトロンビン時間 ≧ 40%
- ☐ アルブミン ≧ 2.8g/dL
- ☐ コリンエステラーゼ ≧ 200U/L
- ☐ 黄疸（眼球黄染）
- ☐ 食欲不振を伴う倦怠感

・1サイクル中1回以上，特に投与開始2サイクル目までは，開始前とサイクル中に検査

腎機能

- [ ] Creベースライン≦3倍増 またはは≦4.0mg/dL
- [ ] GFR≧30mL/min

・GFR≧60mL/minまたはベースラインからのCre増加≦2倍まで休薬，減量再開

必要に応じて確認しよう

尿蛋白

- [ ] 尿蛋白定性（−〜1＋）
- [ ] 尿蛋白定量 （<1.0g/24hまたは尿蛋白クレアチニン比<1.0）
- [ ] アルブミン≧3.0g/dL

・蛋白尿：定性で2＋以上なら定量（2〜3g/dL/24hr以上で中止を考慮）

間質性肺炎

- [ ] 息切れ，呼吸困難，咳嗽，発熱等の初期症状
- [ ] 定期的な胸部X線検査，胸部CT検査
- [ ] CRP, SP-A, SP-D, KL-6, 好酸球等

・正常値
CRP：≦0.1mg/dL，好酸球：1〜5％，
SP-A：<43.8ng/mL，SP-D：<110.0ng/mL，
KL-6：≦500U/mL

膵炎

- [ ] リパーゼ≦110U/L
- [ ] アミラーゼ≦260U/L
- [ ] 症状（腹痛，嘔吐）

・リパーゼ≦83U/L，アミラーゼ≦195U/Lまで休薬し，減量再開

血糖（耐糖能）

- [ ] 空腹時血糖<110mg/dL
- [ ] HbA1c<6.3％

・血糖：73〜109mg/dL
・HbA1c：4.6〜6.2（NGSP値）％

相互作用

- [ ] 他の経口フッ化ピリミジン系薬
- [ ] フェニトイン
- [ ] ワルファリン使用時（INR）

・他剤使用後は，7日間空ける
・PT-INR：0.9〜1.1（標準），ワルファリン使用時の目標値：2.0〜3.0（70歳以上は，1.6〜2.6）

その他

- ☐ 腹痛・下痢等激しい腸炎
- ☐ 口内炎
- ☐ 神経障害（健忘，歩行障害，知覚障害，錐体外路症状，口のもつれ，舌のもつれ，意識障害，麻痺，尿失禁）
- ☐ 胸痛，動悸

・精神症状は，白質脳症による
・胸痛や動悸は，狭心症，心筋梗塞，不整脈による

ラパリムス®錠1mg(シロリムス)

適用疾患

- [ ] リンパ脈管筋腫症

投与量・投与期間

- [ ] 用法
- [ ] 投与量

- 2mgを1日1回経口投与(最大1日1回4mg)

2mg／回
1日1回

- 高脂肪食を避け、食後または空腹時のいずれか一定の時間に服用する
- 増量時や副作用発現時は、血中トラフ濃度を測定し、15mg/mL以内とする

副作用と投与計画

これだけは確認しよう！

間質性肺炎

- [ ] 息切れ、呼吸困難、咳嗽、発熱等の初期症状
- [ ] 定期的な胸部X線検査、胸部CT検査
- [ ] CRP, SP-A, SP-D, KL-6, 好酸球等

- 正常値
  CRP：≦0.1mg/dL、好酸球：1～5%、
  SP-A：<43.8ng/mL、SP-D：<110.0ng/mL、
  KL-6：≦500U/mL
- 無症候性の場合：継続
- 日常生活に支障ない場合：休薬、回復後、再開
- 日常生活に支障があり、酸素療法が必要：原則中止

既往

- [ ] HBV感染
- [ ] 結核
- [ ] CMV(サイトメガロウイルス)感染、単純ヘルペス

- HBs抗原(陽性)⇒HBV定量
- HBs抗原(陰性)かつHBc抗体(陽性)⇒HBV定量
- いずれも基準値以上でエンテカビル投与
- 詳細はp.180参照

ラパリムス®錠

肝機能

- [ ] AST/ALT ≦ 200U/L
- [ ] T-bil ≦ 3.6mg/dL

- AST/ALT＜120U/dL, T-bil＜1.8mg/dLまで休薬し, 再開
- 軽度～中等度肝機能障害：30％減量, 重度肝機能障害：50％減量推奨

脂質異常

- [ ] 総コレステロール ≦ 400mg/dL
- [ ] トリグリセリド ≦ 150mg/dL

- 総コレステロール＞400mg/dL, トリグリセリド＞150mg/dLより薬物療法（コレステロールにはスタチン系薬, トリグリセリドにはフィブラート系薬を使用）を考慮（コントロールできなければ中止）

尿蛋白

- [ ] 尿蛋白定性（－～1＋）
- [ ] 尿蛋白定量（＜1.0g/24hまたは尿蛋白クレアチニン比＜1.0）
- [ ] アルブミン ≧ 3.0g/dL

- 蛋白尿：定性で2＋以上なら定量（2～3g/dL/24hr以上で中止を考慮）

必要に応じて確認しよう

腎機能

- [ ] Creベースライン ≦ 3倍または ≦ 4.0mg/dL
- [ ] GFR ≧ 30mL/min

- GFR ≧ 60mL/minまたはベースラインからのCre ≦ 2倍増まで休薬, 再開

皮膚障害

- [ ] 皮膚障害（ざ瘡, 発疹, そう痒等）

- 症状強い場合は, 休薬や減量

その他

- [ ] 創傷, 手術
- [ ] 体液貯留（体重増加）
- [ ] 生ワクチン禁忌

- 禁忌の生ワクチンは乾燥弱毒生麻しんワクチン, 乾燥弱毒生風しんワクチン, 経口生ポリオワクチン, 乾燥BCGなど

リムパーザ®錠100mg・150mg（オラパリブ）

適用疾患

- [ ] 再発卵巣癌における維持療法
- [ ] 手術不能な再発乳癌

【卵巣癌】
・プラチナ感受性再発（前プラチナ治療から6ヵ月以降に再発）

【乳癌】
・BRCA遺伝子陽性かつHER2陰性でアントラサイクリン系およびタキサン系抗がん薬による化学療法歴があること

投与量・投与期間

- [ ] 用法
- [ ] 投与量

・300mgを1日2回，経口投与（300mgの投与に100mg錠を使用しない．100mg錠と150mg錠の生物学的同等性は示されていない）
・減量：250mg/回→200mg/回

> 300mg／回
> 1日2回

副作用と投与計画

これだけは確認しよう！

骨髄抑制

- [ ] ヘモグロビン ≧ 8g/dL
- [ ] 好中球数 ≧ 1,000/mm^3
- [ ] 血小板数 ≧ 5万/mm^3

- Grade3以上の場合、Grade1以下、（好中球 ≧ 1,500/mm^3、Hb ≧ 9g/dL、血小板 ≧ 7.5万/mm^3）に回復するまで休薬→同量再開
- 2回目休薬より段階的減量（ただし、血小板減少は減量しない）

腎機能

- [ ] GFR>50mL/min

- GFR：31～50mL/minで200mgを1日2回、≦30mL/minは、中止を推奨

肝機能

- [ ] AST/AL ≦ 200U/L
- [ ] T-bil ≦ 3.6mg/dL

- AST/AL ≦ 120U/L、T-bil ≦ 1.8mg/dLまで休薬し、減量せず再開
- Child-Pugh Cでの有効性、安全性は未確立

必要に応じて確認しよう

間質性肺炎

- [ ] 息切れ、呼吸困難、咳嗽、発熱等の初期症状
- [ ] 定期的な胸部X線検査、胸部CT検査
- [ ] CRP, SP-A, SP-D, KL-6, 好酸球等

- 正常値
  CRP：≦0.1mg/dL、好酸球：1～5%、
  SP-A：<43.8ng/mL、SP-D：<110.0ng/mL、
  KL-6：≦500U/mL

相互作用

- [ ] 強いCYP3A阻害薬（イトラコナゾール、インジナビル、リトナビル、ボリコナゾール）
- [ ] 中等度のCYP3A阻害薬（シプロフロキサシン、ジルチアゼム、エリスロマイシン、フルコナゾール、ベラパミル）

- 強い阻害薬併用：100mgを1日2回
- 中等度の阻害薬併用：150mgを1日2回

レブラミド®カプセル2.5mg・5mg(レナリドミド水和物)

適用疾患

- [ ] 多発性骨髄腫
- [ ] 骨髄異形成症候群(MDS)
- [ ] 再発または難治性の成人T細胞白血病リンパ腫(ATL)

・MDSは,5番染色体長腕部欠失を伴う

投与量・投与期間

- [ ] 用法
- [ ] 投与量
- [ ] 休薬期間

【多発性骨髄腫】
・デキサメタゾンと併用し，1日1回25mgを21日間連日経口投与した後，7日間休薬

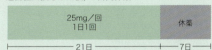

【MDS】
・1日1回10mgを21日間連日経口投与し，7日間休薬
・減量：5mgを連日投与→隔日5mgを継続→週2回5mgずつ

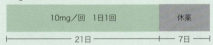

〈1段階減量〉

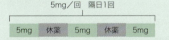

〈2段階減量〉

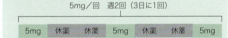

〈3段階減量〉

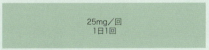

【ATL】
・1日1回25mgを連日経口投与

25mg/回 1日1回

・減量：1段階減量→20mg／回　1日1回　連日
　　　　2段階減量→15mg／回　1日1回
　　　　3段階減量→10mg／回　1日1回
・高脂肪食摂取前後は，内服を避ける

副作用と投与計画

これだけは確認しよう！

骨髄抑制

未治療の多発性骨髄腫, MDS, ATL
- [ ] 好中球 ≧ 500/mm³
- [ ] 血小板 ≧ 2.5万/mm³

再発の多発性骨髄腫
- [ ] 好中球 ≧ 1,000/mm³
- [ ] 血小板 ≧ 3万/mm³

【未治療の多発性骨髄腫】
- MDS, ATL：好中球 ≧ 1,000/mm³, 血小板 ≧ 5万/mm³ まで休薬し, 5mg減量再開

【再発の多発性骨髄腫】
- 好中球 ≧ 1,000/mm³ まで休薬, 初回減量なし, 2回目以降5mg減量再開, 血小板 ≧ 3万/mm³ まで休薬, 15mg/回で再開, 2回目以降5mg減少, 再開

【MDS】
- 好中球 ≧ 500/mm³, 血小板 ≧ 5万/mm³ まで休薬, 減量再開

【ATL】
- 好中球 ≧ 1,000/mm³, 血小板 ≧ 5万/mm³ まで休薬, 再開（発熱性好中球減少あるいは血小板 < 1万/mm³ まで低下の場合は減量再開）

妊娠

- [ ] 妊娠の有無

- 投与開始前の少なくとも3日前〜直前までに, 投与中及び投与中止後少なくとも1ヵ月間は必ず避妊, 1ヵ月ごとに追加の妊娠検査
- 男性も投与開始から投与終了4週間後までは避妊

腎機能

- [ ] GFR ≧ 60mL/min

【多発性骨髄腫, ATL】
- GFR < 60mL/min より10mg, < 30mL/min より2日ごとに15mg, 透析患者は, 透析後に1日1回5mg

【MDS】
- GFR < 60mL/min より5mg, < 30mL/min より2日ごとに5mg, 透析患者は, 週3回透析後

既往

- [ ] HBV感染

- HBs抗原（陽性）⇒ HBV定量
- HBs抗原（陰性）かつHBc抗体（陽性）⇒ HBV定量
- いずれも基準値以上でエンテカビル投与
- 詳細はp.180参照

必要に応じて確認しよう

肝機能

- [ ] AST/ALT ≦ 200U/L
- [ ] T-bil ≦ 3.6mg/dL

腫瘍崩壊症候群（TLS）

- [ ] 尿酸<8mg/dL
- [ ] K<6mEq/Lまたは<6mmol/L
- [ ] P<4.5mg/dLまたは<1.45mmol/L
- [ ] Ca>7.0mg/dLまたは>1.75mmol/L

・痙攣や不整脈，クレアチニン上昇等のclinical TLS（→p.177）も考慮する

甲状腺機能低下

- [ ] TSH ≦ 4μg/mL
- [ ] T_3 ≧ 2.3pg/mL
- [ ] T_4 ≧ 0.9ng/dL

・1ヵ月ごとに検査
・T_4低下，TSH>10μg/mL，症候性の場合，レボチロキシンによる補充療法を開始．リスクとベネフィットを勘案するが，減量，休薬または投与中止は，通常は必要ない

その他

- [ ] 深部静脈血栓症及び肺塞栓症
- [ ] 日常生活に支障ある末梢神経障害
- [ ] 不整脈（動悸等）
- [ ] 心不全（浮腫，体重増加等）

・創傷の治癒を阻害するので処置から一定期間休薬
・血栓塞栓症は，血栓症の再燃（胸痛，腹痛，四肢痛，片麻痺，視力低下，息切れ，しびれ等）は，原則中止

レンビマ®カプセル4mg・10mg (レンバチニブメシル酸塩)

適用疾患

- [ ] 根治切除不能な甲状腺癌
- [ ] 切除不能な肝細胞癌

・甲状腺癌は，放射性ヨウ素による治療歴のある分化型甲状腺癌
・10mgカプセルは甲状腺癌のみの適用である

投与量・投与期間

- [ ] 用法
- [ ] 投与量

【根治切除不能な甲状腺癌】
・1日1回24mgを経口投与，休薬なし
・減量は，20mg，14mg，10mg，8mgまたは4mgにする

24mg/回
1日1回

【切除不能な肝細胞癌】
・1日1回12mg（体重60kg以上），8mg（体重60kg未満）
・減量は，12mg→8mg→4mg→4mg隔日

副作用と投与計画

これだけは確認しよう！

骨髄抑制

- [ ] 好中球 ≧ 1,500/mm³
- [ ] 血小板 ≧ 7.5万/mm³
- [ ] ヘモグロビン ≧ 8g/dL

・好中球 ≧ 1,500/mm³，血小板 ≧ 7.5万/mm³まで休薬，減量再開
・腫瘍縮小による出血の可能性あり，ヘモグロビンの観察

肝機能

- [ ] AST/ALT ≦ 120U/dL
- [ ] T-bil ≦ 1.8mg/dL

・AST/ALT ≦ 120U/dL，T-bil ≦ 1.8mg/dL以下まで休薬，減量再開
・切除不能な肝細胞癌において中等度（Child-Pughスコア7～8）の肝機能障害を有する肝細胞癌患者に対する最大耐用量は1日1回8mgまで
※T-bil ≧ 2.0mg/dL，Alb ≦ 3.5g/dL，プロトロンビン活性 ≦ 70%なら要スコア化分類（p.192参照）

高血圧

- [ ] 収縮期血圧 ≦ 140mmHg
- [ ] 拡張期血圧 ≦ 90mmHg
- [ ] 症候性

・無症候性かつ収縮期血圧140〜159mmHgまたは拡張期血圧90〜99mmHgの場合,投与は継続可能,降圧薬を開始する
・降圧治療にも関わらず収縮期160/拡張期100mmHg以上の場合,150/100mmHg以下まで休薬,回復後減量再開
・症候性の場合,中止.血圧コントロールが不良なら減量

尿蛋白

- [ ] 尿蛋白定性 (− 〜 1+)
- [ ] 尿蛋白定量 (<1.0g/24hまたは尿蛋白クレアチニン比<1.0)
- [ ] アルブミン ≧ 3.0g/dL

・蛋白尿:定性で2+以上なら定量(2〜3g/dL/24hr以上で中止を考慮)

甲状腺機能低下

- [ ] TSH ≦ 4μg/mL
- [ ] T_3 ≧ 2.3pg/mL
- [ ] T_4 ≧ 0.9ng/dL

・1ヵ月ごとに検査
・T_4低下,TSH>10μg/mL,症候性の場合,レボチロキシンによる補充療法を開始.リスクとベネフィットを勘案するが,減量,休薬または投与中止は,通常は必要ない

心機能

- [ ] 左室駆出率>50%
- [ ] 体重変化

・左室駆出率が50%未満でかつベースラインから20%を超えて低下,休薬

必要に応じて確認しよう

電解質

- [ ] Ca ≧ 8.5mg/dL

・Alb低値は補正する.補正Ca値(mg/dL)=血清総Ca値(mg/dL)+4−血清Alb値(g/dL)

既往

- [ ] 脳転移
- [ ] 血栓塞栓症
- [ ] 創傷
- [ ] 頸動脈・静脈等浸潤

・脳転移及び頸動脈・静脈等浸潤は,出血のリスク(気管瘻や食道瘻,喀血や吐血,ヘモグロビンの急な減少を観察する)
・創傷治癒遅延があるので,抜歯等注意(半減期の5倍に相当する7日間休薬.抜歯等軽度の処置の場合でも2日間は休薬)
・血栓塞栓症は,血栓症の再燃((胸痛,腹痛,四肢痛,片麻痺,視力低下,息切れ,しびれ等)

ロイケリン®散10%（メルカプトプリン水和物）

適用疾患

- [ ] 急性白血病
- [ ] 慢性骨髄性白血病

投与量・投与期間

- [ ] 用法
- [ ] 投与量
- [ ] 休薬期間

・1日2〜3mg/kgを単独または他の抗がん薬と併用して経口投与

2〜3mg/kg／日

ロイケリン®散

副作用と投与計画

これだけは確認しよう！

骨髄抑制

- [ ] 好中球 ≧ 1,000/mm³
- [ ] 血小板 ≧ 5万/mm³
- [ ] ヘモグロビン ≧ 8g/dL

肝機能

- [ ] AST/ALT ≦ 200U/L
- [ ] T-bil ≦ 3.6mg/dL

腎機能

- [ ] Creベースライン ≦ 3倍増 または ≦ 4.0mg/dL
- [ ] GFR ≧ 30mL/min

必要に応じて確認しよう

その他

- [ ] thiopurine S-methyltransferase (TPMT) 遺伝子変異
- [ ] 生ワクチン
- [ ] フェブキソスタット，トピロキソスタット
- [ ] アロプリノール
- [ ] ワルファリン使用時 (INR)

・生ワクチン，フェブキソスタット，トピロキソスタット（禁忌）
・アロプリノール（通常量の1/3〜1/4に減量）
・PT-INR：0.9〜1.1（標準），ワルファリン使用時の目標値：2.0〜3.0（70歳以上は1.6〜2.6）
・禁忌の生ワクチンは乾燥弱毒生麻しんワクチン，乾燥弱毒生風しんワクチン，経口生ポリオワクチン，乾燥BCGなど

ローブレナ®錠25mg・100mg（ロルラチニブ）

適用疾患

- [ ] 切除不能な進行・再発の非小細胞肺癌
  - ALK融合遺伝子陽性
  - 他のALKチロシンキナーゼ阻害薬に抵抗性または不耐容

投与量・投与期間

- [ ] 用法
- [ ] 投与量
  - 1回100mgを1日1回経口投与
  - 減量：100mg→75mg→50mg/日

  100mg/回
  1日1回

副作用と投与計画

これだけは確認しよう！

脂質異常

- [ ] 総コレステロール ≦500mg/dL
- [ ] トリグリセリド ≦1,000mg/dL
  - 総コレステロール：＞500 mg/dL、トリグリセリド：＞1,000 mg/dLの場合、それぞれ≦400 mg/dL及び500≦400 mg/dLまで休薬し、回復後、同一用量または1用量レベル減量して投与再開する
  - (LDL)コレステロール≧120mg/dLまたは総コレステロール≧220mg/dLよりスタチン系薬、トリグリセリド≧150mg/dLよりフィブラート系薬を使用する

膵炎

膵炎所見あり
- [ ] アミラーゼ≦125U/L（P型アミラーゼ≦64U/L）
- [ ] リパーゼ≦53U/L
  - 膵炎所見あり
  - 画像所見が回復するまで休薬、減量再開

膵炎所見なし，症候なし
- [ ] アミラーゼ≦250U/L（P型アミラーゼ≦128U/L）
- [ ] リパーゼ≦106U/L
  - アミラーゼ≧250U/L（P型アミラーゼ≧128U/L）、リパーゼ≧106U/Lの場合中止

ロープレナ®錠

骨髄抑制

- [ ] 好中球 ≧ 1,000/μL
- [ ] 血小板 ≧ 5万/μL
- [ ] ヘモグロビン ≧ 8.0g/dL
- [ ] リンパ球 ≧ 500/μL

・好中球≧1,500/μL,リンパ球≧800/μL,血小板≧7.5万/μL,ヘモグロビン≧10g/dLまで休薬,減量再開

心機能

- [ ] 左室駆出率 ≧ 40%
- [ ] QTc ≦ 500ms
- [ ] 房室ブロックの所見

・房室ブロックは,第1度から第3度(完全)の3段階がある.完全房室ブロックに進行すると疲労,めまい,失神,心室拍動数低下(毎分50回未満)を認める

必要に応じて確認しよう

肝機能

- [ ] AST/ALT ≦ 200U/L
- [ ] T-Bil ≦ 3.6mg/dL

・AST/ALT≦120U/LおよびT-Bil≦1.8mg/dLまで休薬し,減量再開

間質性肺炎

- [ ] 息切れ,呼吸困難,咳嗽,発熱等の初期症状
- [ ] 定期的な胸部X線検査,胸部CT検査
- [ ] CRP, SP-A, SP-D, KL-6,好酸球など

【検査所見あり,症候性の場合】
　回復するまで休薬し,回復後,同一用量で投与再開
【内科的治療を要する場合】
　回復するまで休薬し,回復後,減量して投与再開
【酸素吸入を要する場合】
　投与中止
・正常値
　CRP：≦0.1mg/dL,好酸球：1～5%,
　SP-A：<43.8ng/mL,SP-D：<110.0ng/mL,
　KL-6：≦500U/mL

中枢神経障害

- [ ] 認知障害(健忘),気分障害,言語障害

・生活内に支障のある障害は休薬

その他

- [ ] 併用禁忌：リファンピシン

・ALT及びASTが上昇する

ロンサーフ®配合錠T15・T20（トリフルリジン・チピラシル塩酸塩）

適用疾患

- [ ] 治癒切除不能な進行・再発の結腸・直腸癌

投与量・投与期間

- [ ] 用法
- [ ] 投与量
- [ ] 休薬期間

・1日2回，5日間連続経口投与，2日間休薬，これを2回繰り返した後14日間休薬（空腹時投与は，血中濃度が上がるので食後）

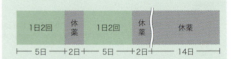

・10mg/日単位で減量（50mg/日を投与する場合は，朝食後に20mgを，夕食後に30mgを投与）

ロンサーフ®配合錠投与量

体表面積（m²）	初回基準量（トリフルリジン相当量）
～1.07未満	35mg/回（70mg/日）
1.07以上～1.23未満	40mg/回（80mg/日）
1.23以上～1.38未満	45mg/回（90mg/日）
1.38以上～1.53未満	50mg/回（100mg/日）
1.53以上～1.69未満	55mg/回（110mg/日）
1.69以上～1.84未満	60mg/回（120mg/日）
1.84以上～1.99未満	65mg/回（130mg/日）
1.99以上～2.15未満	70mg/回（140mg/日）
2.15以上～	75mg/回（150mg/日）

ロンサーフ®配合錠

副作用と投与計画

これだけは確認しよう！

骨髄抑制

コース前
- [ ] ヘモグロビン ≧ 8.0g/dL
- [ ] 好中球 ≧ 1500/mm³
- [ ] 血小板：≧ 7.5万/mm³

コース中
- [ ] ヘモグロビン ≧ 7.0g/dL
- [ ] 好中球 ≧ 1,000/mm³
- [ ] 血小板：≧ 5万/mm³

- ヘモグロビン ≧ 8.0g/dL, 好中球 ≧ 1,500/mm³, 血小板：≧ 7.5万/mm³ 回復まで休薬, 好中球 < 500/mm³, 血小板 < 5万/mm³ の場合, 減量再開

肝機能

- [ ] AST/ALT ≦ 100U/dL（肝転移ありでは, ≦ 200U/L）
- [ ] T-bil ≦ 2.0mg/dL

- AST/ALT ≦ 100U/dL（肝転移ありでは, ≦ 200U/L）
- T-bil ≦ 1.5mg/dL まで休薬

腎機能

- [ ] Cre ≦ 1.5mgmg/dL

- Cre：1.5mg/dL 以上, 休薬

必要に応じて確認しよう

間質性肺炎

- [ ] 息切れ, 呼吸困難, 咳嗽, 発熱等の初期症状
- [ ] 定期的な胸部X線検査, 胸部CT検査
- [ ] CRP, SP-A, SP-D, KL-6, 好酸球等

- 正常値
  CRP：≦ 0.1mg/dL, 好酸球：1～5%, SP-A：< 43.8ng/mL, SP-D：< 110.0ng/mL, KL-6：≦ 500U/mL

その他

- [ ] 身の回りの日常生活動作の制限がある末梢神経障害がないこと

- 身の回りの日常生活動作が可能まで休薬

Chapter 2

有害事象の評価

CTCAEとは

　CTCAEとは，Common Terminology Criteria for Adverse Eventsの略称であり，世界共通で使用されることを意図して作成された有害事象の評価規準である．オリジナルは米国National Cancer Institute（NCI）が公表しており，日本ではJCOG（日本臨床研究グループ）が有害事象共通用語規準として日本語版を公開している（2018年11月6日版；バージョン5, http://www.jcog.jp/doctor/tool/ctcaev5.html）．CTCAEでは，有害事象の重症度をGrade1〜5（死亡）とランク分けしている．有害事象がまったく観察されないか，または検査値が正常範囲である場合，Grade 0と表現することもある．検査値以外の客観的症状で代表的な嘔吐を例にみると，Grade 1は軽度の症状があるが治療を要さない程度，Grade 3は日常生活への支障や治療を要する程度，Grade 4や5が生命予後や死亡につながる症状を示す．Grade 1と3の

血液毒性

CTCAE v5.0	ULN標準値（単位）※	Grade 1	Grade 2
リンパ球数減少	20〜50%	< LLN〜800 /mm³	< 800〜500 /mm³
好中球数減少	45〜75%	< LLN〜1,500 /mm³	< 1,500〜1,000 /mm³
血小板数減少	15〜35万 /mm³	< LLN〜75,000 /mm³	< 75,000〜50,000 /mm³
白血球減少	3500〜9000 /mm³	< LLN〜3,000 /mm³	< 3,000〜2,000 /mm³
発熱性好中球減少症		―	―
貧血	M: 14〜18g/dL F: 12〜16g/dL	ヘモグロビン < LLN〜10.0g/dL； < LLN〜6.2mmol/L； < LLN〜100g/L	ヘモグロビン < 10.0〜8.0g/dL； < 6.2〜4.9mmol/L； < 100〜80g/L

ULN：（Lower Limit of Normal）：（施設）基準値下限
LLN：（Upper Limit of Normal）：（施設）基準値上限

間であるGrade 2の評価は，難しいが「医学的な介入が必要か」という判断の有無が、Grade 3との違いとしてとらえるとわかりやすい．

	Grade1	Grade2	Grade3	Grade4	Grade5
嘔吐	治療を要さない	外来での静脈内輸液を要する；内科的治療を要する	経管栄養/TPN/入院を要する	生命を脅かす	死亡

有害事象共通用語規準 v5.0 日本語訳JCOG版（CTCAE v5.0 − JCOG）より転載
JCOGホームページ　http://www.jcog.jp/

	Grade 3	Grade 4	Grade 5
	$< 500 \sim 200/mm^3$	$< 200 /mm^3$	―
	$< 1,000 \sim 500/mm^3$	$< 500 /mm^3$	―
	$< 50,000 \sim 25,000 /mm^3$	$< 25,000 /mm^3$	―
	$< 2,000 \sim 1,000 /mm^3$	$< 1,000 /mm^3$	―
	ANC $< 1,000/mm^3$で，かつ，1回でも38.3℃（101°F）を超える，又は1時間を超えて持続する38℃以上（100.4°F）の発熱	生命を脅かす；緊急処置を要する	死亡
	ヘモグロビン < 8.0 g/dL； < 4.9 mmol/L； < 80 g/L；輸血を要する	生命を脅かす；緊急処置を要する	死亡

※：数値は，著者らの施設や日本臨床検査医学協会等の値を参照した．施設ごとにULNは異なるため，自施設の値を確認すること．

有害事象共通用語規準 v5.0 日本語訳JCOG版（CTCAE v5.0 − JCOG）より転載
JCOGホームページ　http://www.jcog.jp/

腎機能障害

CTCAE v5.0	ULN 標準値（単位）	Grade 1	Grade 2
蛋白尿		蛋白尿1＋；尿蛋白≧ULN＜1.0 g/24時間	成人：蛋白尿2＋〜3＋；尿蛋白1.0-＜3.5 g/24時間；
			小児：尿蛋白/クレアチニン比 0.5-1.9
クレアチニン増加	M：0.5〜1.0 mg/dL F：0.4〜0.8 mg/dL	＞ULN〜1.5×ULN	＞1.5〜3.0×ULN
慢性腎臓病		GFR推定値又はクレアチニンクリアランスが＜LLN〜60 mL/min/1.73 m^2 又は蛋白尿が2＋；尿蛋白/クレアチニン比＞0.5	GFR推定値又はクレアチニンクリアランスが59〜30 mL/min/1.73 m^2
高尿酸血症	M：3.5〜7.0 mg/dL F：2.5〜6.0 mg/dL	＞ULNであるが生理機能に影響がない	―

腎機能障害

Grade 3	Grade 4	Grade 5
成人:尿蛋白≧3.5 g/24時間；蛋白尿4+	—	—
小児:尿蛋白/クレアチニン比>1.9		
>3.0〜6.0×ULN	>6.0×ULN	—
GFR推定値又はクレアチニンクリアランスが<30〜15 mL/min/1.73 m^2	GFR推定値又はクレアチニンクリアランスが<15 mL/min/1.73 m^2；人工透析/腎移植を要する	死亡
>ULNであり，生理機能に影響がある	生命を脅かす	死亡

有害事象共通用語規準 v5.0 日本語訳JCOG版（CTCAE v5.0 - JCOG）より転載
JCOGホームページ　http://www.jcog.jp/

電解質異常

CTCAE v5.0	ULN 標準値（単位）	Grade 1	Grade 2
高カリウム血症	3.5 〜 4.5 mmol/L	> ULN 〜 5.5 mmol/L	> 5.5 〜 6.0 mmol/L；治療を要する
低カリウム血症		< LLN 〜 3.0 mmol/L で症状が出ない	< LLN 〜 3.0 mmol/L 症状がある；治療を要する
高ナトリウム血症	135 〜 145 mmol/L	> ULN 〜 150 mmol/L	> 150 〜 155 mmol/L；治療を要する
低ナトリウム血症		< LLN 〜 130 mmol/L	125 〜 129 mmol/L で症状がない
高マグネシウム血症	1.8 〜 2.4 mg/dL	> ULN 〜 3.0 mg/dL；> ULN 〜 1.23 mmol/L	—
低マグネシウム血症		< LLN 〜 1.2 mg/dL；< LLN 〜 0.5 mmol/L	< 1.2 〜 0.9 mg/dL；0.5 〜 0.4 mmol/L
高カルシウム血症	8.5 〜 10.0 mg/dL（補正値とする）	補正血清カルシウム > ULN 〜 11.5 mg/dL；> ULN 〜 2.9 mmol/L；イオン化カルシウム > ULN 〜 1.5 mmol/L	補正血清カルシウム > 11.5 〜 12.5 mg/dL；> 2.9 〜 3.1 mmol/L；イオン化カルシウム > 1.5 〜 1.6 mmol/L；症状がある
低カルシウム血症		補正血清カルシウム < LLN 〜 8.0 mg/dL；< LLN 〜 2.0 mmol/L；イオン化カルシウム < LLN 〜 1.0 mmol/L	補正血清カルシウム < 8.0 〜 7.0 mg/dL；< 2.0 〜 1.75 mmol/L；イオン化カルシウム < 1.0 〜 0.9 mmol/L；症状がある
低リン酸血症	2.7 〜 4.6 mg/dL	検査値異常のみで治療を要さない	経口補充療法を要する

電解質異常

Grade 3	Grade 4	Grade 5
>6.0〜7.0 mmol/L；入院を要する	>7.0 mmol/L；生命を脅かす	死亡
<3.0〜2.5 mmol/L；入院を要する	<2.5 mmol/L；生命を脅かす	死亡
>155〜160 mmol/L；入院を要する	>160 mmol/L；生命を脅かす	死亡
125〜129 mmol/Lで症状がある；120〜124 mmol/Lで症状の有無は問わない	<120 mmol/L；生命を脅かす	死亡
>3.0〜8.0 mg/dL；1.23〜3.30 mmol/L	>8.0mg/dL；>3.30 mmol/L；生命を脅かす	死亡
<0.9〜0.7 mg/dL；0.4〜0.3 mmol/L	<0.7 mg/dL；>0.3 mmol/L；生命を脅かす	死亡
補正血清カルシウム >12.5〜13.5 mg/dL；>3.1〜3.4 mmol/L；イオン化カルシウム >1.6〜1.8 mmol/L；入院を要する	補正血清カルシウム >13.5 mg/dL；>3.4mmol/L；イオン化カルシウム >1.8mmol/L；生命を脅かす	死亡
補正血清カルシウム <7.0〜6.0 mg/dL；<1.75〜1.5 mmol/L；イオン化カルシウム <0.9〜0.8 mmol/L；入院を要する	補正血清カルシウム <6.0 mg/dL；<1.5mmol/L；イオン化カルシウム <0.8mmol/L；生命を脅かす	死亡
重症又は医学的に重大であるが，ただちに生命を脅かすものではない；入院又は入院期間の延長を要する	生命を脅かす	死亡

有害事象共通用語規準 v5.0 日本語訳JCOG版（CTCAE v5.0 – JCOG）より転載
JCOGホームページ　http://www.jcog.jp/

腫瘍崩壊症候群（TLS）

CTCAE v5.0	Grade 1	Grade 2
腫瘍崩壊症候群	—	—

Laboratory TLS

項目	血中濃度で判断	基準値からの変化量での判断
尿酸	8mg/dL以上	25％増加
カリウム	6mmol/L以上	25％増加
リン酸	2.1mmol/L以上（小児） 1.45mmol/L以上（成人）	25％増加
カルシウム	1.75mmol/L以下	25％増加

	Grade 3	Grade 4	Grade 5
	あり	生命を脅かす；緊急処置を要する	死亡

有害事象共通用語規準 v5.0 日本語訳JCOG版（CTCAE v5.0 - JCOG）より転載
JCOGホームページ　http://www.jcog.jp/

Clinical TLS

	Grade1	Grade2	Grade3	Grade4
クレアチニン	正常値×1.5倍	1.5〜3倍	3〜6倍	6倍超
不整脈	処置不要	緊急でない薬物療法を要する	症状自覚 薬物・除細動で効果不良	生命の危機
痙攣	なし	短時間・一過性	意識低下ある けいれん	長時間・反復性 けいれん

Cairo Ms, et al: Br. J. Haematol, 127: 3-11, 2004.

肝機能障害

CTCAE v5.0	ULN 標準値（単位）	Grade 1	Grade 2	
アスパラギン酸アミノトランスフェラーゼ（AST）増加	10～40U/L	ベースラインが基準範囲内の場合 ＞ULN～3.0×ULN； ベースラインが異常値の場合 ＞1.5～3.0×ベースライン	ベースラインが基準範囲内の場合 ＞3.0～5.0×ULN； ベースラインが異常値の場合 ＞3.0～5.0×ベースライン	
アラニンアミノトランスフェラーゼ（ALT）増加	10～40U/L	ベースラインが基準範囲内の場合 ＞ULN～3.0×ULN； ベースラインが異常値の場合 ＞1.5～3.0×ベースライン	ベースラインが基準範囲内の場合 ＞3.0～5.0×ULN； ベースラインが異常値の場合 ＞3.0～5.0×ベースライン	
血中ビリルビン増加	0.2～1.2 mg/dL	ベースラインが基準範囲内の場合 ＞ULN～1.5×ULN； ベースラインが異常値の場合 ＞1.0～1.5×ベースライン	ベースラインが基準範囲内の場合 ＞1.5～3.0×ULN； ベースラインが異常値の場合 ＞1.5～3.0×ベースライン	
肝不全		―	―	

	Grade 3	Grade 4	Grade 5
	ベースラインが基準範囲内の場合 >5.0～20.0×ULN；ベースラインが異常値の場合 >5.0～20.0×ベースライン	ベースラインが基準範囲内の場合 >20.0×ULN；ベースラインが異常値の場合 >20.0×ベースライン	—
	ベースラインが基準範囲内の場合 >5.0～20.0×ULN；ベースラインが異常値の場合 >5.0～20.0×ベースライン	ベースラインが基準範囲内の場合 >20.0×ULN；ベースラインが異常値の場合 >20.0×ベースライン	—
	ベースラインが基準範囲内の場合 >3.0～10.0×ULN；ベースラインが異常値の場合 >3.0～10.0×ベースライン	ベースラインが基準範囲内の場合 >10.0×ULN；ベースラインが異常値の場合 >10.0×ベースライン	—
	羽ばたき振戦；軽度の脳症；身の回りの日常生活動作の制限	生命を脅かす；中等度から高度の脳症；昏睡	死亡

有害事象共通用語規準 v5.0 日本語訳 JCOG 版（CTCAE v5.0 - JCOG）より転載
JCOG ホームページ　http://www.jcog.jp/

HBVスクリーニング

免疫抑制・化学療法により発症するB型肝炎対策ガイドライン

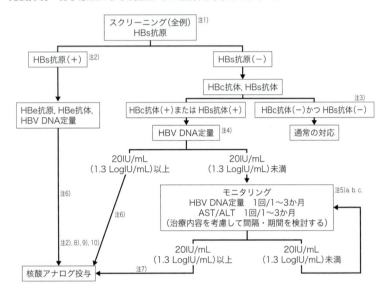

補足：血液悪性疾患に対する強力な化学療法中あるいは終了後に，HBs抗原陽性あるいはHBs抗原陰性例の一部においてHBV再活性化によりB型肝炎が発症し，その中には劇症化する症例があり，注意が必要である．また，血液悪性疾患または固形癌に対する通常の化学療法およびリウマチ性疾患・膠原病などの自己免疫疾患に対する免疫抑制療法においてもHBV再活性化のリスクを考慮して対応する必要がある．通常の化学療法および抑制療法においては，HBV再活性化，肝炎の発症，劇症化の頻度は明らかでなく，ガイドラインに関するエビデンスは十分ではない．また，核酸アナログ投与による劇症化予防効果を完全に保証するものではない．

注1) 免疫抑制・化学療法前に，HBVキャリアおよび既往感染者をスクリーニングする．まずHBs抗原を測定して，HBVキャリアかどうか確認する．HBs抗原陰性の場合には，HBc抗体およびHBs抗体を測定して，既往感染者かどうか確認する．HBs抗原・HBc抗体およびHBs抗体の測定は，高感度の測定法を用いて検査することが望ましい．また，HBs抗体単独陽性（HBs抗原陰性かつHBc抗体陰性）例においても，HBV再活性化は報告されており，ワクチン接種歴が明らかである場合を除き，ガイドラインに従った対応が望ましい．

注2) HBs抗原陽性例は肝臓専門医にコンサルトすること．また，すべての症例において核酸アナログの投与開始ならびに終了にあたって肝臓専門医にコンサルトするのが望ましい．

注3) 初回化学療法開始時にHBc抗体，HBs抗体未測定の再治療例および既に免疫抑制療法が開始されている例では，抗体価が低下している場合があり，HBV DNA定量検査などによる精査が望ましい．

注4）既往感染者の場合は，リアルタイムPCR法によりHBV DNAをスクリーニングする．
注5）
a. リツキシマブ（±ステロイド），フルダラビンを用いる化学療法および造血幹細胞移植：既往感染者からのHBV再活性化の高リスクであり，注意が必要である．治療中および治療終了後少なくとも12か月の間，HBV DNAを月1回モニタリングする．造血幹細胞移植例は，移植後長期間のモニタリングが必要である．
b. 通常の化学療法および免疫作用を有する分子標的治療薬を併用する場合：頻度は少ないながら，HBV再活性化のリスクがある．HBV DNA量のモニタリングは1〜3か月ごとを目安とし，治療内容を考慮して間隔および期間を検討する．血液悪性疾患においては慎重な対応が望ましい．
c. 副腎皮質ステロイド薬，免疫抑制薬，免疫抑制作用あるいは免疫修飾作用を有する分子標的治療薬による免疫抑制療法：HBV再活性化のリスクがある．免疫抑制療法では，治療開始後および治療内容の変更後（中止を含む）少なくとも6か月間は，月1回のHBV DNA量のモニタリングが望ましい．なお，6か月以降は3か月ごとのHBV DNA量測定を推奨するが，治療内容に応じて高感度HBs抗原測定（感度0.005 IU/mL）で代用することを考慮する．

注6）免疫抑制・化学療法を開始する前，できるだけ早期に核酸アナログ投与を開始する．ことに，ウイルス量が多いHBs抗原陽性例においては，核酸アナログ予防投与中であっても劇症肝炎による死亡例が報告されており，免疫抑制・化学療法を開始する前にウイルス量を低下させておくことが望ましい．

注7）免疫抑制・化学療法中あるいは治療終了後に，HBV DNA量が20 IU/mL（1.3 LogIU/mL）以上になった時点で直ちに核酸アナログ投与を開始する（20 IU/mL未満陽性の場合は，別のポイントでの再検査を推奨する）．また，高感度HBs抗原モニタリングにおいて1 IU/mL未満陽性（低値陽性）の場合は，HBV DNAを追加測定して20 IU/mL以上であることを確認した上で核酸アナログ投与を開始する．免疫抑制・化学療法中の場合，免疫抑制薬や免疫抑制作用のある抗腫瘍薬は直ちに投与を中止するのではなく，対応を肝臓専門医と相談する．

注8）核酸アナログは薬剤耐性の少ないETV，TDF，TAFの使用を推奨する．

注9）下記の①か②の条件を満たす場合には核酸アナログ投与の終了が可能であるが，その決定については肝臓専門医と相談した上で行う．①スクリーニング時にHBs抗原陽性だった症例では，B型慢性肝炎における核酸アナログ投与終了基準を満たしていること．②スクリーニング時にHBc抗体陽性またはHBs抗体陽性だった症例では，(1)免疫抑制・化学療法終了後，少なくとも12か月間は投与を継続すること，(2)この継続期間中にALT(GPT)が正常化していること（ただしHBV以外にALT異常の原因がある場合は除く），(3)この継続期間中にHBV DNAが持続陰性化していること，(4)HBs抗原およびHBコア関連抗原も持続陰性化することが望ましい．

注10）核酸アナログ投与終了後少なくとも12か月間は，HBV DNAモニタリングを含めて厳重に経過観察する．経過観察方法は各核酸アナログの使用上の注意に基づく．経過観察中にHBV DNA量が20 IU/mL（1.3 LogIU/mL）以上になった時点で直ちに投与を再開する．

〔日本肝臓学会・肝炎診療ガイドライン作成委員会編：B型肝炎治療ガイドライン（第3版），2017. <http://www.jsh.or.jp/medical/guidelines/jsh_guidlines/hepatitis_b>, 2019年1月閲覧, p 78-80より転載〕

膵炎

CTCAE v5.0	ULN標準値（単位）	Grade 1	Grade 2
膵炎		—	酵素の上昇；画像所見のみ
血清アミラーゼ増加	40〜130U/L	> ULN〜1.5 × ULN	> 1.5〜2.0 × ULN；2.5〜5.0 × ULNで症状がない
リパーゼ増加	13〜55U/L	> ULN〜1.5 × ULN	> 1.5〜2.0 × ULN；2.5〜5.0 × ULNで症状がない

Grade 3	Grade 4	Grade 5
高度の疼痛；嘔吐；内科的治療（例：除痛や栄養の支持）を要する	生命を脅かす；緊急処置を要する	死亡
> 2.0 〜 5.0 × ULN で徴候や症状がある；> 5.0 × ULN で症状がない	> 5.0 × ULN で徴候や症状がある	—
> 2.0 〜 5.0 × ULN で徴候や症状がある；> 5.0 × ULN で症状がない	> 5.0 × ULN で徴候や症状がある	—

有害事象共通用語規準 v5.0 日本語訳 JCOG 版（CTCAE v5.0 - JCOG）より転載
JCOG ホームページ　http://www.jcog.jp/

低血糖・高血糖

CTCAE v5.0	ULN標準値（単位）	Grade 1	Grade 2
低血糖	80〜110 mg/dL	< LLN〜55 mg/dL；< LLN〜3.0 mmol/L	< 55〜40 mg/dL；< 3.0〜2.2 mmol/L
高血糖		血糖値がベースラインを超える，内科的治療を要さない	糖尿病に対する日常管理の変更を要する；経口血糖降下薬を要する；糖尿病の精密検査を要する

脂質異常症

CTCAE v5.0	ULN標準値（単位）	Grade 1	Grade 2
高トリグリセリド血症	130〜220 mg/dL	150〜300 mg/dL；1.71〜3.42 mmol/L	> 300〜500 mg/dL；> 3.42〜5.7 mmol/L
コレステロール高値	30〜150 mg/dL	> ULN〜300 mg/dL；> ULN〜7.75 mmol/L	> 300〜400 mg/dL；> 7.75〜10.34 mmol/L

Grade 3	Grade 4	Grade 5
< 40 〜 30 mg/dL ; < 2.2 〜 1.7 mmol/L	< 30 mg/dL ; < 1.7 mmol/L ; 生命を脅かす ; 発作	死亡
インスリン療法を要する ; 入院を要する	生命を脅かす ; 緊急を要する	死亡

有害事象共通用語規準 v5.0 日本語訳JCOG版 (CTCAE v5.0 − JCOG) より転載
JCOGホームページ　http://www.jcog.jp/

Grade 3	Grade 4	Grade 5
> 500 〜 1,000 mg/dL ; > 5.7 〜 11.4 mmol/L	> 1,000 mg/dL ; > 11.4 mmol/L ; 生命を脅かす	死亡
> 400 〜 500 mg/dL ; > 10.34 〜 12.92 mmol/L	> 500 mg/dL ; > 12.92 mmol/L	−

有害事象共通用語規準 v5.0 日本語訳JCOG版 (CTCAE v5.0 − JCOG) より転載
JCOGホームページ　http://www.jcog.jp/

高血圧

CTCAE v5.0	Grade 1	Grade 2
高血圧	成人： 収縮期血圧120〜139 mmHg又は拡張期血圧80〜89 mmHg； 小児： 収縮期/拡張期血圧＞90パーセンタイルかつ＜95パーセンタイル； 青年： ＜95パーセンタイルであっても，血圧≧120/80	成人： ベースラインが正常範囲の場合は収縮期血圧140〜159 mmHg又は拡張期血圧90〜99mmHg；ベースラインで行っていた内科的治療の変更を要する；再発性又は持続性（≧24時間）；症状を伴う＞20mmHg（拡張期圧）の上昇又は以前正常であった場合は＞140/90mmHgへの上昇；単剤の薬物治療を要する； 小児及び青年： 再発性又は持続性（≧24時間）の＞ULNの血圧上昇；単剤の薬物治療を要する；収縮期/拡張期血圧が＞95パーセンタイルと99パーセンタイルの5mmHg上の間； 青年： ＜95パーセンタイルであっても，収縮期血圧130〜139 mmHg又は拡張期血圧80〜89

高血圧

Grade 3	Grade 4	Grade 5
成人： 収縮期血圧≧160mmHg又は拡張期血圧≧100mmHg；内科的治療を要する；2種類以上の薬物治療又は以前よりも強い治療を要する； 小児及び青年：収縮期/拡張期血圧が99パーセンタイルより5 mmHg上回る	成人及び小児： 生命を脅かす（例：悪性高血圧，一過性又は恒久的な神経障害，高血圧クリーゼ）；緊急処置を要する	死亡

有害事象共通用語規準 v5.0 日本語訳JCOG版（CTCAE v5.0 - JCOG）より転載
JCOGホームページ　http://www.jcog.jp/

心障害

CTCAE v5.0	Grade 1	Grade 2
左室収縮機能障害	—	—
心筋炎	—	中等度の活動や労作で症状がある
心電図QT補正間隔延長	平均QTc 450〜480ms	平均QTc 481〜500ms

神経障害

CTCAE v5.0	Grade 1	Grade 2
末梢性運動ニューロパチー	症状がない；臨床所見又は検査所見のみ	中等度の症状；身の回り以外の日常生活動作の制限
末梢性感覚ニューロパチー	症状がない	中等度の症状；身の回り以外の日常生活動作の制限

Grade 3	Grade 4	Grade 5
心拍出量の低下により症状があるが治療に反応する	心拍出量の低下による心不全が治療に反応しないままコントロール不良；心室補助装置や静脈内昇圧剤のサポート又は心臓移植を要する	死亡
安静時又は最小限の活動や労作でも症状があり重症；治療を要する；症状の新規発症	生命を脅かす；緊急処置を要する（例：持続的静注療法や機械的な循環動態の補助）	死亡
平均QTc ≧ 501ms；ベースラインから＞60msの変化	Torsade de pointes, 多型性心室頻拍；重篤な不整脈の徴候/症状	―

有害事象共通用語規準 v5.0 日本語訳JCOG版（CTCAE v5.0 - JCOG）より転載
JCOGホームページ　http://www.jcog.jp/

Grade 3	Grade 4	Grade 5
高度の症状；身の回りの日常生活動作の制限	生命を脅かす；緊急処置を要する	死亡
高度の症状；身の回りの日常生活動作の制限	生命を脅かす；緊急処置を要する	―

有害事象共通用語規準 v5.0 日本語訳JCOG版（CTCAE v5.0 - JCOG）より転載
JCOGホームページ　http://www.jcog.jp/

消化器・粘膜症状

CTCAE v5.0	Grade 1	Grade 2	
悪心	摂食習慣に影響のない食欲低下	顕著な体重減少, 脱水又は栄養失調を伴わない経口摂取量の減少	
嘔吐	治療を要さない	外来での静脈内輸液を要する；内科的治療を要する	
下痢	ベースラインと比べて＜4回/日の排便回数増加；ベースラインと比べて人工肛門からの排泄量が軽度に増加	ベースラインと比べて4〜6回/日の排便回数増加；ベースラインと比べて人工肛門からの排泄量が中等度増加；身の回りの日常生活動作の制限	
口腔粘膜炎	症状がない, 又は軽度の症状；治療を要さない	経口摂取に支障がない中等度の疼痛又は潰瘍；食事の変更を要する	
手掌・足底発赤知覚不全症候群	疼痛を伴わない軽微な皮膚の変化又は皮膚炎（例：紅斑, 浮腫, 角質増殖症）	疼痛を伴わない軽微な皮膚の変化又は皮膚炎（例：紅斑, 浮腫, 角質増殖症）	

消化器・粘膜症状

	Grade 3	Grade 4	Grade 5
	カロリーや水分の経口摂取が不十分；経管栄養/TPN/入院を要する	ー	ー
	経管栄養/TPN/入院を要する	生命を脅かす	死亡
	ベースラインと比べて7回以上/日の排便回数増加；入院を要する；ベースラインと比べて人工肛門からの排泄量の高度増加；身の回りの日常生活動作の制限	生命を脅かす；緊急処置を要する	死亡
	高度の疼痛；経口摂取に支障がある	生命を脅かす；緊急処置を要する	死亡
	疼痛を伴う皮膚の変化（例：角層剥離, 水疱, 出血, 亀裂, 浮腫, 角質増殖症）；身の回りの日常生活動作の制限	疼痛を伴う高度の皮膚の変化（例：角層剥離, 水疱, 出血, 亀裂, 浮腫, 角質増殖症）；身の回りの日常生活動作の制限	ー

有害事象共通用語規準 v5.0 日本語訳 JCOG 版（CTCAE v5.0 - JCOG）より転載
JCOGホームページ　http://www.jcog.jp/

Child-Pugh（チャイルド・ピュー）分類

	1点
脳症	ない
腹水	ない
血清ビリルビン値 (mg/dL)	2.0未満
血清アルブミン値 (g/dL)	3.5超
プロトロンビン活性値 (%)	70超

各ポイントを合計して，その合計点で判定する．
- GradeA（軽度）　：5〜6点　　　代償性
- GradeB（中等度）：7〜9点　　　代償性から非代償性への過渡期
- GradeC（高度）　：10〜15点　非代償性

DIC診断基準

分類	基本型		
血小板 (×10^4/μL)	12 <		0点
	8 < ≦12		1点
	5 < ≦8		2点
	≦5		3点
	24時間以内に30％以上の減少（※1）		+1点
FDP (μg/mL)	< 10		0点
	10 ≦ < 20		1点
	20 ≦ < 40		2点
	40 ≦		3点
フィブリノゲン (mg/dL)	150 <		0点
	100 < ≦150		1点
	≦100		2点

※1：血小板数＞5万/μLでは経時的低下条件を満たせば加点する（血小板数≦5万では加点しない）．血小板数の最高スコアは3点までとする．
※2：肝不全：ウイルス性，自己免疫性，薬物性，循環障害などが原因となり「正常肝ないし

2点	3点
軽度（Ⅰ，Ⅱ）	時々昏睡（Ⅲ～）
少量（1～3L）	中等量（3L～）
2.0～3.0	3.0超
2.8～3.5	2.8未満
40～70	40未満

分類	基本型	
プロトロンビン時間比	< 1.25	0点
	1.25 ≦ < 1.67	1点
	1.67 ≦	2点
アンチトロンビン（%）	70 <	0点
	≦ 70	1点
TAT, SFまたはF1+2	基準範囲上限の2倍未満	0点
	基準範囲上限の2倍以上	1点
肝不全（※2）	なし	0点
	あり	－3点

DIC診断	6点以上

肝機能が正常と考えられる肝に肝障害が生じ，初発症状出現から8週以内に，高度の肝機能障害に基づいてプロトロンビン時間活性が40％以下ないしはINR値1.5以上を示すもの」（急性肝不全）および慢性肝不全「肝硬変のChild-Pugh分類BまたはC（7点以上）」が相当する．

（日本血栓止血学会誌 2017; 28(3): 369-391：DIC診断基準2017年度版より一部転載）

Chapter 3

副作用の初期症状

好中球減少症

患者が感じる初期症状
突然の高熱，寒気，のどの痛み

医療者が観察したい初期症状
多くの患者は無症状である．典型的な症状は発熱及び咽頭痛（急性咽頭扁桃炎）であるが，感染症の種類・部位によりそれぞれの感染症状をきたす．また敗血症に進展すると高熱，悪寒戦慄，意識障害等の症状がある．

出血傾向，血小板減少症

患者が感じる初期症状
手足に点状出血，あおあざができやすい，皮下出血，鼻血，過多月経，歯ぐきの出血

医療者が観察したい初期症状
出血傾向は血小板数5万/mm^{3}以下で認められる．最初は皮膚・粘膜・運動器の出血症状が多く，紫斑，点状出血斑，鼻出血，歯肉出血，過多月経，創部や穿刺部の出血・止血困難，ドレナージからの出血量の増大，血腫，関節の腫れ等があり，圧痛を認めることが多い．進行した場合あるいは大量の場合は，ショック（血圧低下），貧血（顔面蒼白），心不全（心臓の拡大等），意識障害等．

貧 血

患者が感じる初期症状
顔色が悪い，疲れやすい，だるい，頭が重い，動悸，息切れ

医療者が観察したい初期症状
顔色が悪い，易疲労感，倦怠感，頭重感，動悸，息切れ，意欲低下，狭心症等．

肝機能障害

患者が感じる初期症状
倦怠感，食欲不振，発熱，黄疸，発疹，悪心・嘔吐，痒み

医療者が観察したい初期症状
発熱や痒み，発疹等の皮膚症状が早期に生じる．また，全身倦怠感，食思不振が伴うことが多い．

急性腎不全

😊 患者が感じる初期症状
尿量が少なくなる,一時的に尿量が多くなる,発疹,むくみ,体がだるい

➕ 医療者が観察したい初期症状
食欲不振,嘔吐,下痢,体重減少,倦怠感,発熱,全身の紅潮,乏尿(1日尿量 400mL以下)あるいは無尿(1日尿量 100mL以下),浮腫,手足のむくみ,目が腫れぼったい等.

ネフローゼ症候群

😊 患者が感じる初期症状
足がむくむ,尿量が少なくなる,体がだるい,排尿時の尿の泡立ちが強い,息苦しい,尿が赤い

➕ 医療者が観察したい初期症状
尿の泡立ちの増加,浮腫が生じる.その後に,尿量減少,体重増加,悪心・嘔吐,下痢,呼吸困難等の症状が出現する.

腫瘍崩壊症候群(TLS)

😊 患者が感じる初期症状
尿量減少

➕ 医療者が観察したい初期症状
自覚症状は少ないが,原因治療薬の開始後,通常 12~72 時間以内に発症する.

うっ血性心不全

😊 患者が感じる初期症状
動くと息が苦しい,疲れやすい,足がむくむ,急に体重が増えた,咳とピンク色の痰

➕ 医療者が観察したい初期症状
労作時の息切れ,易疲労感,発作性の夜間呼吸困難,咳嗽,血痰(泡沫状・ピンク色の痰)といった息苦しさ(肺うっ血症状),及び下腿浮腫,腹部膨満,食欲不振,陰嚢水腫,急激な体重増加といった全身うっ血症状が特徴的症状である.

重症例では,尿量が低下(夜間多尿)し,手足の冷感,倦怠感,意識混濁といった低心拍出性循環不全症状が出現する.

心室頻拍

患者が感じる初期症状
めまい,動悸,胸が痛む,胸部の不快感,意識消失,失神,痙攣

医療者が観察したい初期症状
血圧が維持されていれば動悸や胸部不快感,冷汗,全身倦怠感等を訴える.しかし多くの例では十分な脳血流を維持することができなくなるため,めまい,頭から血が引く,目の前が暗くなる,あるいは意識消失(失神).

横紋筋融解症

患者が感じる初期症状
手足・肩・腰・その他の筋肉が痛む,手足がしびれる,手足に力がはいらない,こわばる,全身がだるい,尿の色が赤褐色になる

医療者が観察したい初期症状
筋力低下,疲労感,筋痛が自覚的な症状である.他覚的には,筋力低下,筋肉の圧痛,把握痛,ミオグロビン尿等がある.

低血糖

患者が感じる初期症状
冷汗がでる,気持ちが悪くなる,急に強い空腹感をおぼえる,寒気がする,動悸がする,手足がふるえる,目がちらつく,ふらつく,力のぬけた感じがする,頭が痛い,ぼんやりする,目の前が真っ暗になって倒れそうになる,ボーッとしている,うとうとしている,いつもと人柄の違ったような異常な行動をとる,わけのわからないことを言う,ろれつが回らない,意識がなくなる,痙攣を起こす等

医療者が観察したい初期症状
・ふらつき,めまい,空腹感,無気力,脱力感,だるさ,生あくび,いらだち,手足のふるえ,動悸眼のかすみ,複視,頭痛,集中力や計算力の減退,健忘
・他覚的に,これらは,以下の症状に分類される.
　交感神経症状:頻脈,発汗,蒼白,低体温,皮膚湿潤
　中枢神経症状:嗜眠,意識障害,異常行動,認知機能低下,痙攣,昏睡,四肢反射の
　　　　　　　亢進,Babinski徴候陽性,瞳孔反応正常

急性膵炎

😷 患者が感じる初期症状
急に胃のあたりがひどく痛む，悪心・嘔吐がみられる．お腹の痛みはのけぞると強くなり，かがむと弱くなる．

➕ 医療者が観察したい初期症状
上腹部に急性腹痛発作と圧痛を認める．痛みは背部に放散することが多い．

甲状腺機能低下症

😷 患者が感じる初期症状
前頸部の腫れ，元気がない，疲れやすい，まぶたが腫れぼったい，寒がり，体重増加，動作がおそい，いつも眠たい，物覚えが悪い，便秘，かすれ声

➕ 医療者が観察したい初期症状
無気力，易疲労感，眼瞼浮腫，耐寒能低下，体重増加，動作緩慢，嗜眠，記憶力低下，便秘，嗄声等が認められる．女性では月経過多，また小児では学業成績の低下，身長の伸びの停滞がある．

間質性肺炎

😷 患者が感じる初期症状
階段を上ったり，少し無理をしたりすると息切れがする・息苦しくなる，空咳が出る，発熱する

➕ 医療者が観察したい初期症状
発熱，息切れ・呼吸困難，乾性咳（空咳）等を認める．

胸膜炎，胸水貯留

😷 患者が感じる初期症状
息が苦しい，胸が痛い

➕ 医療者が観察したい初期症状
呼吸困難，胸痛，咳，発熱がある．低酸素の程度に応じて頻呼吸，チアノーゼが認められる．

末梢神経障害

😊 患者が感じる初期症状

手や足がピリピリとしびれる,手や足がジンジンと痛む,手や足の感覚がなくなる,手や足に力がはいらない,物がつかみづらい,歩行時につまずくことが多い,イスから立ち上がれない,階段を上れない等

➕ 医療者が観察したい初期症状

感覚障害:手や足のしびれ感や痛み等の感覚症状にて発症することが多い.発症は,四肢の遠位部優位に障害され,自発的なしびれ感や疼痛,錯感覚(外界から与えられた刺激とは異なって感ずる.他覚的感覚は,手袋・靴下型の感覚障害(触覚,温痛覚・振動覚等の感覚鈍麻や異常感覚)がみられる.
運動障害:感覚障害に加えて,四肢遠位部優位の筋力低下がみられ,四肢の腱反射の低下や消失(遠位部ほど顕著)がみられる.
自律神経障害:感覚障害や運動障害ほど目立たないが,排尿障害,発汗障害,起立性低血圧等がみられる.

麻痺性イレウス

😊 患者が感じる初期症状

お腹がはる,著しい便秘,腹痛,悪心・嘔吐等がみられ,これらの症状が持続する.

➕ 医療者が観察したい初期症状

徐々に出現する嘔気,嘔吐,著しい便秘,腹部膨満等を認める.腹痛は軽度であり,持続痛で疝痛は,まれである.他覚症状としては,腹部の膨隆,排便と排ガスの停止,腸管内ガスの増加,腸雑音の低下または消失等を認める.

Chapter 4

抗がん薬の作用機序

アルキル化薬

メルファラン (アルケラン®)
多発性骨髄腫細胞のDNA合成開始を抑制する.

シクロホスファミド (エンドキサン®)
生体内で活性化された後, 腫瘍細胞のDNA合成を阻害する.

ブスルファン (マブリン)
核酸及びタンパク質のSH基と結合し, アルキル化する.

テモゾロミド (テモダール®)
テモゾロミドが血漿または間質液中, 血液脳関門通過後の腫瘍部位等生理的条件下で加水分解される. この加水分解によって生じるメチルトリアゼン誘導体 (MTIC) に変換する. MTICは活性本体 (メチルジアゾニウムイオン) がアルキル化薬として作用し, 腫瘍細胞の増殖を抑制する.

トポイソメラーゼ阻害薬

エトポシド (ラステット®・ベプシド®)
DNAトポイソメラーゼは, DNA鎖の切断と再結合という触媒反応を行い, DNAの高次構造を変換する酵素である. Ⅰ型, Ⅱ型に大別され, Ⅰ型はDNAの単鎖切断・再結合を, Ⅱ型は二重鎖切断・再結合を行う. トポイソメラーゼ阻害薬の殺細胞効果は, 細胞周期のS期に特異的であり, 制限付時間依存性に効果を示す薬剤である.

エトポシドは, トポイソメラーゼⅡを阻害する.

ソブゾキサン (ペラゾリン®)
トポイソメラーゼⅡを阻害する.

代謝拮抗薬

シタラビン オクホスファート水和物 (スタラシド®)
シタラビン (Ara-C) のプロドラッグであり, 体内で活性代謝物のAra-Cに代謝された後, 腫瘍細胞内でアラビノフラノシルシトシン三リン酸となり, DNAポリメラーゼを阻害する.

メトトレキサート (メソトレキセート®)
葉酸を核酸合成に必要な活性型葉酸に還元させる酵素であるデヒドロ葉酸リダクターゼ (DHFR) の働きを阻止し, チミジル酸合成及びプリン合成系を阻害して, 細胞増殖を抑制する.

フォロデシン塩酸塩（ムンデシン®）

ヒトT細胞の増殖に関与するプリンヌクレオシドホスホリラーゼ（PNP）を阻害し，プリン代謝を抑制することにより，細胞内で前駆体である2'-デオキシグアノシン三リン酸（dGTP）を蓄積させ，アポトーシスを誘導する．

メルカプトプリン水和物（ロイケリン®）

細胞内でイノシン酸のチオ同族体であるチオイノシン酸（TIMP）に変換し，このTIMPはイノシン酸からのアデニロコハク酸及びキサンチル酸への転換を阻害し，アデニン，グアニンリボヌクレオチドの生合成を阻害する．

フルダラビンリン酸エステル（フルダラ®）

プリン環にフッ素を導入したアデニンヌクレオシド誘導体（2F-ara-AMP）である．血漿中で脱リン酸化されて，腫瘍細胞内に取り込まれる．腫瘍細胞内に取り込まれた後，デオキシシチジンキナーゼによりリン酸化され，活性代謝物（2F-ara-ATP）となり，DNAポリメラーゼ及びRNAポリメラーゼを阻害する．

ヒドロキシカルバミド（ハイドレア®）

リボヌクレオチドをデオキシリボヌクレオチドに変換する酵素であるリボヌクレオチドレダクターゼを阻害することにより，デオキシヌクレオチド三リン酸含量を低下させDNAの合成を阻害する．

フッ化ピリミジン系代謝拮抗薬

フルオロウラシル（5-FU）

ウラシルと同じ経路で代謝を受けて生じるF-deoxyUMPがチミジル酸合成酵素上で，deoxyUMPと拮抗してチミジル酸の合成を抑制する．これが，DNAの合成が阻害する．また，5-FUはウラシルと同じくRNAにも組み込まれてF-RNAを生成することや，リボゾームRNAの形成を阻害する．これらが抗腫瘍効果発現に関与する．

ドキシフルリジン（フルツロン®）

腫瘍組織で高い活性を有する酵素，ピリミジンヌクレオシドホスホリラーゼ（PyNPase）により5-FUに変換される．

テガフール（フトラフール®）

体内で徐々5-FUに変換される．

テガフール・ウラシル（ユーエフティ®）

テガフールが体内で5-FU変換される．ウラシルは，5-FUとウラシルの酵素親和性の差により5-FUの分解を抑制する．

カペシタビン（ゼローダ®）

吸収後肝臓でカルボキシルエステラーゼにより5'-deoxy-5-fluorocytidine（5'-DFCR）に加水分解される．次に肝臓や腫瘍組織に存在するシチジンデアミナーゼにより5'-deoxy-5-fluorouridine（5'-DFUR）に変換される．更に，腫瘍組織に高濃度で存在するチミジンホスホリラーゼにより活性体である5-FUに変換される．

テガフール・ギメラシル・オテラシルカリウム（ティーエスワン®）

テガフール（FT），ギメラシル（CDHP）及びオテラシルカリウム（Oxo）の三成分を含有する製剤であり，FTが5-FUに変換される．

配合剤であるCDHPは，5-FU異化代謝酵素のDPDを選択的に拮抗阻害することによって，FTより生じる5-FU濃度を上昇させる．Oxoは，消化管組織に分布してorotate phosphoribosyltransferaseを選択的に拮抗阻害し，5-FUから5-フルオロヌクレオチドへの生成を選択的に抑制し，消化器毒性が軽減される．

トリフルリジン・チピラシル塩酸塩（ロンサーフ®）

トリフルリジン（FTD）は，癌細胞内に取り込まれた後，チミジンキナーゼ（TK）によってリン酸化され，細胞内で更にDNAの基質へと代謝され抗腫瘍効果を発揮する．

チピラシル塩酸塩（TPI）は，FTDの分解酵素であるチミジンホスホリラーゼ（TPase）を特異的に阻害することにより，FTDのバイオアベイラビリティを高める．

急性前骨髄球性白血病（APL）治療薬

トレチノイン（ベサノイド®）・タミバロテン（アムノレイク®）

第17染色体上のレチノイン酸受容体（retinoicacidreceptor-α：RAR-α）遺伝子と第15染色体上のPML遺伝子はともに，好中球系細胞を前骨髄球から分葉好中球へと分化させる機能を持つ．

急性前骨髄球性白血病（APL）においては染色体相互転座（t（15；17）転座）により形成されたPML-RAR-αキメラ遺伝子が両者のもつ分化誘導作用を阻害することにより，前骨髄球以降に分化するのを阻止している．

トレチノインやダミボテンが作用すると，PML-RARαの変異性質が解除され，前骨髄球からの分化誘導が再開する．

mTOR阻害薬

シロリムス（ラパリムス®）・エベロリムス（アフィニトール®）

mTOR（mammalian target of rapamycin）は，哺乳類等の動物で細胞内シグナル伝達に関与するタンパク質キナーゼ（セリン・スレオニンキナーゼ）であり，細胞の分裂や生存等の調節に中心的な役割を果たす．

シロリムスやエベロリムスは，リンパ脈管筋腫症（LAM）や乳癌細胞でみられるmTORの恒常的な活性化を阻害することによって，細胞増殖を抑制する．

HDAC 阻害薬

パノビノスタット乳酸塩（ファリーダック®）
ボリノスタット（ゾリンザ®）

　DNAに結合するタンパク質（ヒストン）が高アセチル化されている染色体領域は，遺伝子の転写が活発に行われる．ヒストン脱アセチル化酵素（HDAC）は，過剰アセチル化されたヒストンからアセチル基を除去する酵素である．HDACの活性化は，がん抑制遺伝子の発現が抑制されることから，正常組織に比して腫瘍組織において過剰に発現し，がん（主に白血病，リンパ腫及び多発性骨髄腫のような血液悪性腫瘍）の発症に関与している．

　パノビノスタットとボリノスタットは，脱アセチル化酵素（DAC）の活性を阻害する．
　DAC活性阻害によりヒストンのアセチル化が促進されると，がん抑制遺伝子の転写促進や分化やアポトーシスが誘導され，細胞周期停止及びアポトーシス誘導が生じる．

多発性骨髄腫治療薬

サリドマイド（サレド®）
レナリドミド水和物（レブラミド®）
ポマリドミド（ポマリスト®）

　多発性骨髄腫においては，血管新生抑制，サイトカイン産生抑制，細胞接着因子発現抑制，免疫調節，アポトーシス誘導及び細胞増殖抑制作用奏功する．
　らい性結節性紅斑においては，炎症性サイトカイン産生抑制，接着因子発現抑制，好中球の接着抑制，免疫調節，抗体産生抑制等が奏功する．

イキサゾミブクエン酸エステル（ニンラーロ®）

　骨髄腫細胞等の腫瘍細胞では細胞周期に重要な役割を果たすプロテアソームという酵素複合体にも何らかの異常があるとされる．プロテアソームは，細胞内で不要となったタンパク質が目印が付加（ユビキチン化）されて，分解する酵素である．がん細胞では細胞増殖の亢進や細胞死の抑制に働くタンパクが多量に産生されているためプロテアソームの活性が高い．プロテアソームの阻害は，不要になったタンパク質を細胞内へ蓄積され，細胞のアポトーシスが誘導される．
　イキサゾミブは，プロテアソームを阻害する．

チロシンキナーゼ阻害薬―ALK阻害薬

アレクチニブ塩酸塩（アレセンサ®）
クリゾチニブ（ザーコリ®）
セリチニブ（ジカディア®）

　非小細胞肺癌の2～7％では，未分化リンパ腫キナーゼ（anaplasticlymphoma kinase：ALK）となる発癌性融合遺伝子が認められ，下流にある多数のシグナル伝達因

子を活性化することで細胞周期,増殖及び生存を促進する.

アレクチニブやクリゾチニブ,セリチニブは,ALKチロシンキナーゼ活性を阻害することにより,ALK融合遺伝子陽性の腫瘍細胞の増殖を抑制する.

ロルラチニブ (ローブレナ®)

ロルラチニブは他のALK阻害薬(クリゾチニブ,セリチニブ,アレクチニブ)に耐性となった変異型ALK融合タンパクのチロシンキナーゼ活性を阻害する.

チロシンキナーゼ阻害薬—Bcr-Abl チロシンキナーゼ阻害薬

イマチニブメシル酸塩 (グリベック®)
ダサチニブ (スプリセル®)
ニロチニブ塩酸塩水和物 (タシグナ®)
ボスチニブ水和物 (ボシュリフ®)
ポナチニブ塩酸塩 (アイクルシグ®)

チロシンキナーゼは,タンパク質のチロシン残基を特異的にリン酸化する酵素であり,細胞の分化,増殖,接着,あるいは免疫反応等のシグナル伝達に関与する.

慢性骨髄性白血病 (CML) や,急性リンパ性白血病 (ALL) の一部では,第9番染色体と第22番染色体が相互転座し,abl遺伝子とbcr遺伝子が融合したbcr-abl遺伝子を持つ異常染色体 (Philadelphia染色体;Ph+) が形成されている.このフィラデルフィア染色体は,チロシンキナーゼ活性が亢進されたbcr-abl融合蛋白を生成する.これはチロシンキナーゼ活性をもち,過剰な細胞増殖が引き起こされる.また,消化管間質腫瘍 (GIST) は,c-kit遺伝子が機能獲得性突然変異を起こし,KITチロシンキナーゼ活性が亢進している.

イマチニブやニロチニブ,ダサチニブ,ボスチニブ,ポナチニブは,Bcr-AblチロシンキナーゼやKITチロシンキナーゼ活性を阻害し,CML,Ph+ALL,GISTに対する増殖抑制効果を発揮する.

チロシンキナーゼ阻害薬—EGFR チロシンキナーゼ阻害薬

ゲフィチニブ (イレッサ®)
エルロチニブ塩酸塩 (タルセバ®)
アファチニブマイレン酸塩 (ジオトリフ®)
オシメルチニブメシル酸塩 (タグリッソ®)
ラパチニブトシル酸塩水和物 (タイケルブ®)

上皮増殖因子受容体 (EGFR) は受容体型チロシンキナーゼファミリーに属し,EGFR (ErbB1),HER2 (ErbB2),HER3 (ErbB3) 及びHER4 (ErbB4) の4種類に分類されている.EGFR遺伝子変異は,腫瘍細胞の増殖・維持に関与し,進行非小細胞肺がんでは,3〜4割に異常が認められる.また,EGFRの発現あるいは過剰発現がみられる腫瘍は,発現のみられない腫瘍に比べて高転移性を示すこと,予後不良である.

ゲフィチニブやエルロチニブ，アファチニブ，オシメルチニブは，チロシンキナーゼドメインのATP（アデノシン三リン酸）結合部位に結合することでEGFRのキナーゼ活性を阻害し，腫瘍細胞の増殖をもたらすシグナル伝達を抑制する．

オシメルチニブは，EGFR活性型変異及びATP結合部位に立体障害を持つEGFR T790Mに対して選択的な阻害活性を示す．

ラパチニブは，EGFR及びHER2阻害する．

チロシンキナーゼ阻害薬―BRAF 阻害薬

ダブラフェニブメシル酸塩（タフィンラー®）
ベムラフェニブ（ゼルボラフ®）

RAS/RAF/MEK/ERK（MAPK）経路は，正常細胞及び種々のがん細胞の分化・増殖において重要なシグナル伝達経路である．

RAFには3種類（A，B及びC）のサブタイプが知られ，下流のMEKへシグナルを伝達させるが，種々のがんにおいてこのうちのBRAF遺伝子変異が高頻度に認められている．また，V600変異陽性のBRAFは野生型と比較し高い活性を持つこと，及びRASの活性化に関係なく恒常的にMEK/ERKを活性化する．MEK/ERKの恒常的な活性化は，アポトーシスの抑制，細胞増殖を促進させる．

ダブラフェニブ及びベムラフェニブは，BRAF変異型のキナーゼ活性を阻害する．

チロシンキナーゼ阻害薬―VEGFR 等マルチキナーゼ阻害薬

レゴラフェニブ（スチバーガ®）

血管新生に関わるキナーゼである血管内皮増殖因子受容体（VEGFR），腫瘍微小環境に関わるキナーゼである血小板由来増殖因子受容体（PDGFR），腫瘍形成に関わるキナーゼである幹細胞因子受容体（KIT）や細胞増殖に関わるrearranged during transfection受容体（RET），RAF（BRAF）を阻害することにより，腫瘍血管新生と腫瘍細胞の増殖抑制によって抗腫瘍効果を示す．更に，消化管間質腫瘍の発症及び進行に関わるとされている変異型KIT変異型PDGFRαの活性を阻害し，腫瘍細胞の増殖を抑制する．

スニチニブリンゴ酸塩（スーテント®）

VEGFR，PDGFR，KIT，マクロファージコロニー刺激因子受容体（CSF-1R），Fms様チロシンキナーゼ3受容体（FLT3），ret前癌遺伝子（RET）等のチロシンキナーゼ活性を阻害する．

パゾパニブ塩酸塩（ヴォトリエント®）

VEGFR，PDGFR，KIT等のチロシンキナーゼ活性を阻害作用を示す．

ソラフェニブトシル酸塩（ネクサバール®）

VEGFR，PDGFR，RAF，KIT，FLT3等の受容体チロシンキナーゼ活性を阻害する．

アキシチニブ（インライタ®）
VEGFRを阻害する．

レンバチニブメシル酸塩（レンビマ®）
VEGFR, PDGFR, KIT, RET等のチロシンキナーゼを阻害する．

バンデタニブ（カプレルサ®）
VEGFR, RET, EGFR等のチロシンキナーゼを阻害する．

チロシンキナーゼ阻害薬―その他

トラメチニブ ジメチルスルホキシド付加物（メキニスト®）
RAS/RAF/MEK/ERK（MAPK）経路は，正常細胞及びがん細胞の分化・増殖において重要なシグナル伝達経路である．このうち，RAFには3種類（A, B及びC）のサブタイプがあり，がん細胞では，BRAF遺伝子の変異が高頻度に認められる．BRAF遺伝子変異は，下流シグナルであるMEK/ERK経路を異常活性化する．MEK/ERKの恒常的な活性化は，アポトーシスを抑制と細胞増殖を促進する．トラメチニブは，MEKキナーゼ活性を選択的かつ可逆的に阻害する．

イブルチニブ（イムブルビカ®）
ブルトン型チロシンキナーゼ（BTK）は，B細胞受容体（BCR）からのシグナル伝達に関与し，細胞増殖や接着，遊走に関わる．イブルチニブは，BKTを阻害し，B細胞の接着及び遊走の制御，慢性リンパ性白血病（CLL）及びマントル細胞リンパ腫（MCL）の増殖を阻害する．

ルキソリチニブリン酸塩（ジャカビ®）
プロテインチロシンキナーゼのJanusキナーゼ（JAK）ファミリーの一つであるJAK2は，血液系細胞の分化，増殖に関与している．骨髄増殖性腫瘍（MPN）は，JAK2シグナル伝達が恒常的に活性化されている．JAK1は主として起炎作用を有するインターロイキン-6（IL-6）等のシグナル伝達に関与し，MPNに伴ってみられる発熱，寝汗，疲労及び疼痛といった臨床症状に関わる．

ルキソリチニブは，JAK1及びJAK2を選択的に阻害する．

ギルテリチニブフマル酸塩（ゾスパタ®）
FLT3（FMS – like tyrosine kinase 3）は，細胞増殖に関わるチロシンキナーゼの1つであり，FLT3遺伝子の変異は，急性骨髄性白血病の約30％で認められる．ギルテリニチブはFLT3阻害作用を示し，FLT3を介したシグナル伝達を阻害することにより，白血病細胞の過剰増殖を抑制する．

抗女性ホルモン薬

エキセメスタン (アロマシン®)
レトロゾール (フェマーラ®)
アナストロゾール (アリミデックス®)

　乳癌細胞の増殖に関わるエストロゲン (エストロン, エストラジオール) は, 閉経後女性においても, 乳癌組織や末梢脂肪細胞において, アンドロゲン (アンドロステンジオン, テストステロン) からエストロゲンの律速酵素であるアロマターゼにより変換を受けて生成される.

　エキセメスタンやアナストロゾール, レトロゾールは, アロマターゼを阻害することにより, 血中エストロゲン濃度を抑制し, エストロゲン依存性の乳癌細胞の増殖を阻害する.

タモキシフェンクエン酸塩 (ノルバデックス®)

　乳癌組織のエストロゲン受容体に対しエストロゲンと競合的に結合し, 抗エストロゲン作用を示す.

トレミフェンクエン酸塩 (フェアストン®)

　抗エストロゲン作用及びインシュリン様成長因子により増殖促進された乳癌細胞の増殖を阻害する.

抗男性ホルモン薬

フルタミド (オダイン®)

　前立腺の細胞増殖は, 精巣から分泌されているアンドロゲンであるテストステロンが関与している.

　テストステロンは, 前立腺癌の細胞内の5α-リダクターゼによりジヒドロテストステロン (DHT) に還元され, 前立腺癌組織内に存在するアンドロゲン受容体 (AR) と結合する. この複合体が核内のDNAと結合することにより細胞増殖を引き起こす.

　フルタミドは, ARに結合し, アンドロゲンの作用を阻害する.

エンザルタミド (イクスタンジ®)

　ARと結合しアンドロゲンの結合を阻害, ARの核内移行を阻害することにより, ARのシグナル伝達阻害作用を有する.

ビカルタミド (カソデックス®)

　DHTとアンドロゲン受容体との結合を競合的に阻害する.

アビラテロン酢酸エステル (ザイティガ®)

アンドロゲン合成酵素である17α-hydroxylase/$C_{17,20}$-lyase (CYP17) 活性を阻害する.

エストラムスチンリン酸エステルナトリウム水和物 (エストラサイト®)

卵胞ホルモン薬のエストラジオールとアルキル化薬のナイトロジェンマスタードを結合させた化合物である. エストラムスチンは, 前立腺癌細胞中に多く存在する estramustine binding protein に結合して癌組織に集積され, マイクロチューブルの重合を阻害する事により殺細胞作用を発揮する. また, 代謝物であるエストラジオールは, 性腺刺激ホルモン (LH), テストステロンの生合成及び5α-リダクターゼを阻害し, 抗アンドロゲン作用を示す.

ミトタン (オペプリム®)

副腎組織の皮質の萎縮や壊死とステロイド合成阻害作用を有する.

CDK4/6 阻害薬

アベマシクリブ (ベージニオ®)

サイクリン依存性キナーゼ (CDK4と6の2種がある) は, 細胞周期のG1期進行及びG1/S期進行を促進するキナーゼである. 乳癌など, 腫瘍細胞の多くは, CDK4/6が過剰に活性化され, 細胞増殖が制御できない. パルボシクリブやアベマシクリブは, CDK4及び6の活性を選択的に阻害するキナーゼ阻害薬である. また, サイクリンDは乳癌患者の過半数に発現しており, サイクリンDが過剰発現する患者の大半はエストロゲン受容体陽性である. 従って, CDK阻害薬による抗腫瘍効果は, 内分泌療法剤との併用により増強される.

その他の抗がん薬

オラパリブ (リムパーザ®)

ポリADPリボースポリメラーゼ (PARP) は, DNA修復に関与する酵素である. DNA修復に重要な役割を持つがん抑制遺伝子 (breastcancersuscepVbilitygene : BRCA1/2) が正常に機能していない細胞においてPARPを阻害すると, DNA修復機構が働かず細胞はアポトーシスする. オラパリブは, PARPを阻害する.

プロカルバジン塩酸塩 (塩酸プロカルバジン)

核酸 (DNA, RNA) 及びタンパク合成阻害作用をもつ.

ベキサロテン（タルグレチン®）

レチノイドX受容体に結合し，p21等のがん抑制遺伝子の転写を活性化することにより，アポトーシス誘導及び細胞周期停止作用を示し，腫瘍増殖を抑制する．

アナグレリド塩酸塩水和物（アグリリン®）

血小板を産生する巨核球の形成及び成熟を抑制することにより，血小板数を低下させる．

パルボシクリブ（イブランス®）

サイクリン依存性キナーゼ（CDK）は，細胞周期のG1期進行及びG1/S期進行を促進するキナーゼである．乳癌など，腫瘍細胞の多くは，CDKが過剰に活性化され，細胞増殖が制御できない．パルボシクリブは，CDKの活性を選択的に阻害するキナーゼ阻害薬である．また，パルボシクリブによる抗腫瘍効果は，内分泌療法薬との併用により増強される．

付録 経口抗がん薬チェックに便利な計算・換算ツール

　薬物治療の支援や調剤時の確認に際して，種々の計算や換算を必要とする場面がある．一般的には，電卓などを用いることが多いが，近年では電子カルテの普及に伴い，多くの医療機関においてイントラネットが構築されていることから，各種の計算や換算を簡便に行えるツールとして，HTML内に直接記述する方式のスクリプト言語であるJavaScriptを利用して計算・換算ツールを作成した．

　いずれのツールも入力用フィールドに数値を入力して『計算』ボタンをクリックすると，同一画面内の結果表示用フィールドに計算・換算結果が瞬時に表示される．使用に際して手順書やマニュアルを必要とせず，簡便に使用できるように作成した．上記のように，JavaScriptを用いて作成したので，Internet Explorer等のブラウザがインストールされているコンピュータであれば，ネットワークを介さずにスタンドアローン環境でも機能する．日常業務でご活用いただければ幸いである．

（篠　道弘）

計算・換算ツール一覧

- 体表面積の算出
- BUN/Cr比の評価
- CcrとGFRの計算
- カルボプラチン投与量の算出
- カペシタビン錠開始用量の算出（体表面積と腎機能の推定に基づく）
- アントラサイクリン系薬剤の心毒性換算
- 腎機能の評価
- 腎機能の評価（小児用）
- Child-Pugh分類
- 和暦と西暦の変換
- 理想体重の算出
- MASCC FN Risk Index Score（発熱性好中球減少症のリスク評価）
- 標準体重の算出
- タミバロテン錠開始用量の算出（体表面積に基づく）
- テガフール・ギメラシル・オテラシルカリウム配合錠開始用量の算出（体表面積と腎機能の推定に基づく）
- テモゾロミド開始用量の算出（体表面積に基づく）

◆ **計算・換算ツールの使用にあたって**

　計算・換算ツールは南山堂ホームページの本書紹介ページ <http://www.nanzando.com/books/77791.php> より無償でダウンロードできます．

【計算・換算ツールの利用規約】
1. 改変を行わないこと．
2. 有償・無償を問わず，再配布は禁止いたします．
3. 違法行為，公序良俗に反する行為など，本来の目的から外れた利用方法は認めません．
4. 本ツールを利用することで生じた不利益・トラブル等に対して，著作者および出版社は一切の責任を負いません．

事項索引

外国語

ALK阻害薬	205
APL治療薬	204
Bcr-Ablチロシンキナーゼ阻害薬	206
BRAF阻害薬	207
CD4/6阻害薬	210
Child-Pugh分類	192
clinical TLS	177
CTCAE	170
DIC診断基準	192
EGFRチロシンキナーゼ阻害薬	206
HBVスクリーニング	180
HDAC阻害薬	205
laboratory TLS	176
mTOR阻害薬	205
TLS	176,197
Tousade de pointes	189

日本語

アルキル化薬	202
うっ血性心不全	197
嘔吐	190
横紋筋融解症	198
悪心	190
肝炎	180
肝機能障害	178,196
間質性肺炎	199
肝不全	178
急性腎不全	197
急性膵炎	199
急性前骨髄性白血病治療薬	204
胸水貯留	199
胸膜炎	199
クレアチニン	177
痙攣	177
血液毒性	170
血小板減少症	196
下痢	190
高カリウム血症	174
高カルシウム血症	174
口腔粘膜炎	190
高血圧	186
高血糖	184
甲状腺機能低下症	199
抗女性ホルモン薬	209
抗男性ホルモン薬	209
好中球減少症	196
高トリグリセリド血症	184
高ナトリウム血症	174
高尿酸血症	172
高マグネシウム血症	174
左室収縮機能障害	188
脂質異常症	184
出血傾向	196
腫瘍崩壊症候群	176,197
腎機能障害	172
心筋炎	188
神経障害	188
心室頻拍	198
心障害	188
膵炎	182
代謝拮抗薬	202
多型性心室頻拍	189
多発性骨髄腫治療薬	205
チャイルド・ピュー分類	192
チロシンキナーゼ阻害薬	205,206,207,208
低カリウム血症	174
低カルシウム血症	174
低血糖	184,198
低ナトリウム血症	174
低マグネシウム血症	174
低リン酸血症	174
電解質異常	174
トポイソメラーゼ阻害薬	202
ネフローゼ症候群	197
発熱性好中球減少症	170
貧血	170,196
不整脈	177
フッ化ピリミジン系代謝拮抗薬	203
末梢神経障害	200
末梢性運動ニューロパチー	188
麻痺性イレウス	200
マルチキナーゼ阻害薬	207
慢性腎臓病	172

薬剤名索引

※太字は商品名

数字

- 5-FU ······ 110
  - ——，作用機序 ······ 203

ア行

- **アイクルシグ** ······ 2
  - ——，作用機序 ······ 206
- アキシチニブ ······ 26
  - ——，作用機序 ······ 208
- **アグリリン** ······ 4
  - ——，作用機序 ······ 211
- アナグレリド塩酸塩水和物 ······ 4
  - ——，作用機序 ······ 211
- アナストロゾール ······ 10
  - ——，作用機序 ······ 209
- アビラテロン酢酸エステル ······ 46
  - ——，作用機序 ······ 210
- アファチニブマレイン酸塩 ······ 52
  - ——，作用機序 ······ 206
- **アフィニトール** ······ 6
  - ——，作用機序 ······ 204
- アベマシクリブ ······ 128
  - ——，作用機序 ······ 210
- **アムノレイク** ······ 8
  - ——，作用機序 ······ 204
- **アリミデックス** ······ 10
  - ——，作用機序 ······ 209
- **アルケラン** ······ 12
  - ——，作用機序 ······ 202
- アレクチニブ塩酸塩 ······ 14
  - ——，作用機序 ······ 205
- **アレセンサ** ······ 14
  - ——，作用機序 ······ 205
- **アロマシン** ······ 16
  - ——，作用機序 ······ 209
- イキサゾミブクエン酸エステル ······ 100
  - ——，作用機序 ······ 205
- **イクスタンジ** ······ 18
  - ——，作用機序 ······ 209
- **イブランス** ······ 20
  - ——，作用機序 ······ 211
- イブルチニブ ······ 22
  - ——，作用機序 ······ 208
- イマチニブメシル酸塩 ······ 44
  - ——，作用機序 ······ 206
- **イムブルビカ** ······ 22
  - ——，作用機序 ······ 208
- **イレッサ** ······ 24
  - ——，作用機序 ······ 206
- **インライタ** ······ 26
  - ——，作用機序 ······ 208
- **ヴォトリエント** ······ 28
  - ——，作用機序 ······ 207
- エキセメスタン ······ 16
  - ——，作用機序 ······ 209
- **エストラサイト** ······ 30
  - ——，作用機序 ······ 210
- エストラムスチンリン酸エステル
  ナトリウム水和物 ······ 30
  - ——，作用機序 ······ 210
- エトポシド ······ 130
  - ——，作用機序 ······ 202
- エベロリムス ······ 6
  - ——，作用機序 ······ 204
- エルロチニブ塩酸塩 ······ 92
  - ——，作用機序 ······ 206
- エンザルタミド ······ 18
  - ——，作用機序 ······ 209
- 塩酸プロカルバジン ······ 32
  - ——，作用機序 ······ 210
- **エンドキサン** ······ 34
  - ——，作用機序 ······ 202
- オシメルチニブメシル酸塩 ······ 80
  - ——，作用機序 ······ 206
- **オダイン** ······ 36
  - ——，作用機序 ······ 209
- **オペプリム** ······ 38
  - ——，作用機序 ······ 210
- オラパリブ ······ 154
  - ——，作用機序 ······ 210

カ行

カソデックス ... 40
　——, 作用機序 ... 209
カプレルサ ... 42
　——, 作用機序 ... 208
カペシタビン ... 70
　——, 作用機序 ... 204
ギルテリチニブフマル酸塩 ... 74
　——, 作用機序 ... 208
クリゾチニブ ... 48
　——, 作用機序 ... 205
グリベック ... 44
　——, 作用機序 ... 206
ゲフィチニブ ... 24
　——, 作用機序 ... 206

サ行

ザイティガ ... 46
　——, 作用機序 ... 210
ザーコリ ... 48
　——, 作用機序 ... 205
サリドマイド ... 50
　——, 作用機序 ... 205
サレド ... 50
　——, 作用機序 ... 205
ジオトリフ ... 52
　——, 作用機序 ... 206
ジカディア ... 54
　——, 作用機序 ... 205
シクロホスファミド ... 34
　——, 作用機序 ... 202
シタラビン オクホスファート水和物 ... 58
　——, 作用機序 ... 202
ジャカビ ... 56
　——, 作用機序 ... 208
シロリムス ... 152
　——, 作用機序 ... 204
スタラシド ... 58
　——, 作用機序 ... 202
スチバーガ ... 60
　——, 作用機序 ... 207
スーテント ... 62
　——, 作用機序 ... 207

スニチニブリンゴ酸塩 ... 62
　——, 作用機序 ... 207
スプリセル ... 66
　——, 作用機序 ... 206
セリチニブ ... 54
　——, 作用機序 ... 205
ゼルボラフ ... 68
　——, 作用機序 ... 207
ゼローダ ... 70
　——, 作用機序 ... 204
ゾスパタ ... 74
　——, 作用機序 ... 208
ソブゾキサン ... 132
　——, 作用機序 ... 202
ソラフェニブトシル酸塩 ... 102
　——, 作用機序 ... 207
ゾリンザ ... 76
　——, 作用機序 ... 205

タ行

タイケルブ ... 78
　——, 作用機序 ... 206
タグリッソ ... 80
　——, 作用機序 ... 206
ダサチニブ ... 66
　——, 作用機序 ... 206
タシグナ ... 82
　——, 作用機序 ... 206
タフィンラー ... 86
　——, 作用機序 ... 207
ダブラフェニブメシル酸塩 ... 86
　——, 作用機序 ... 207
タミバロテン ... 8
　——, 作用機序 ... 204
タモキシフェンクエン酸塩 ... 106
　——, 作用機序 ... 209
タルグレチン ... 88
　——, 作用機序 ... 211
タルセバ ... 92
　——, 作用機序 ... 206
ティーエスワン ... 94
　——, 作用機序 ... 204
テガフール ... 118
　——, 作用機序 ... 203

テガフール・ウラシル	148	ヒドロキシカルバミド	108
——, 作用機序	203	——, 作用機序	203
テガフール・ギメラシル・オテラシルカリウム		**ファリーダック**	112
	94	——, 作用機序	205
——, 作用機序	204	**フェアストン**	114
テモゾロミド	98	——, 作用機序	209
——, 作用機序	202	**フェマーラ**	116
テモダール	98	——, 作用機序	209
——, 作用機序	202	フォロデシン塩酸塩	142
ドキシフルリジン	124	——, 作用機序	203
——, 作用機序	203	ブスルファン	140
トラメチニブ ジメチルスルホキシド付加物		——, 作用機序	202
	144	**フトラフール**	118
——, 作用機序	208	——, 作用機序	203
トリフルリジン・チピラシル塩酸塩	166	フルオロウラシル	110
——, 作用機序	204	——, 作用機序	203
トレチノイン	126	フルタミド	36
——, 作用機序	204	——, 作用機序	209
トレミフェンクエン酸塩	114	**フルダラ**	120
——, 作用機序	209	——, 作用機序	203
		フルダラビンリン酸エステル	120
ナ行		——, 作用機序	203
ニロチニブ塩酸塩水和物	82	**フルツロン**	124
——, 作用機序	206	——, 作用機序	203
ニンラーロ	100	プロカルバジン塩酸塩	32
——, 作用機序	205	——, 作用機序	210
ネクサバール	102	ベキサロテン	88
——, 作用機序	207	——, 作用機序	211
ノルバデックス	106	**ベサノイド**	126
——, 作用機序	209	——, 作用機序	204
		ベージニオ	128
ハ行		——, 作用機序	210
ハイドレア	108	**ペプシド**	130
——, 作用機序	203	——, 作用機序	202
パゾパニブ塩酸塩	28	ベムラフェニブ	68
——, 作用機序	207	——, 作用機序	207
パノビノスタット乳酸塩	112	**ベラゾリン**	132
——, 作用機序	205	——, 作用機序	202
パルボシクリブ	20	**ボシュリフ**	134
——, 作用機序	211	——, 作用機序	206
バンデタニブ	42	ボスチニブ水和物	134
——, 作用機序	208	——, 作用機序	206
ビカルタミド	40	ポナチニブ塩酸塩	2
——, 作用機序	209	——, 作用機序	206

ポマリスト ……………………………… 138	
──, 作用機序 ……………………………… 205	
ポマリドミド ……………………………… 138	
──, 作用機序 ……………………………… 205	
ポリノスタット ……………………………… 76	
──, 作用機序 ……………………………… 205	

マ行

マブリン ……………………………… 140
──, 作用機序 ……………………………… 202
ミトタン ……………………………… 38
──, 作用機序 ……………………………… 210
ムンデシン ……………………………… 142
──, 作用機序 ……………………………… 203
メキニスト ……………………………… 144
──, 作用機序 ……………………………… 208
メソトレキセート ……………………………… 146
──, 作用機序 ……………………………… 202
メトトレキサート ……………………………… 146
──, 作用機序 ……………………………… 202
メルカプトプリン水和物 ……………………………… 162
──, 作用機序 ……………………………… 203
メルファラン ……………………………… 12
──, 作用機序 ……………………………… 202

ヤ行

ユーエフティ ……………………………… 148
──, 作用機序 ……………………………… 203

ラ行

ラステット ……………………………… 130
──, 作用機序 ……………………………… 202
ラパチニブトシル酸塩水和物 ……………………………… 78
──, 作用機序 ……………………………… 206
ラパリムス ……………………………… 152
──, 作用機序 ……………………………… 204
リムパーザ ……………………………… 154
──, 作用機序 ……………………………… 210
ルキソリチニブリン酸塩 ……………………………… 56
──, 作用機序 ……………………………… 208
レゴラフェニブ ……………………………… 60
──, 作用機序 ……………………………… 207
レトロゾール ……………………………… 116
──, 作用機序 ……………………………… 209
レナリドミド水和物 ……………………………… 156
──, 作用機序 ……………………………… 205
レブラミド ……………………………… 156
──, 作用機序 ……………………………… 205
レンバチニブメシル酸塩 ……………………………… 160
──, 作用機序 ……………………………… 208
レンビマ ……………………………… 160
──, 作用機序 ……………………………… 208
ロイケリン ……………………………… 162
──, 作用機序 ……………………………… 203
ローブレナ ……………………………… 164
──, 作用機序 ……………………………… 206
ロルラチニブ ……………………………… 164
──, 作用機序 ……………………………… 206
ロンサーフ ……………………………… 166
──, 作用機序 ……………………………… 204

著者略歴

篠　道弘 (しの みちひろ)

静岡県立静岡がんセンター薬剤部　薬剤長

1988年　東京薬科大学薬学部大学院修了，1988年　埼玉医科大学附属病院薬剤部，
1988年　埼玉医科大学総合医療センター，1991年　国立がんセンター中央病院，
2002年　静岡県立静岡がんセンター薬剤部

佐藤　淳也 (さとう じゅんや)

静岡県立静岡がんセンター薬剤部　主査薬剤師

1994年　星薬科大学薬学部卒業，1996年　星薬科大学大学院修了，
1998年　弘前大学医学部付属病院薬剤部，
2010年　岩手医科大学病院薬剤部 (2012年より薬学部臨床薬剤学講座兼任)，
2011年　弘前大学大学院医学研究科修了 (医学博士)，
2017年　静岡県立静岡がんセンター薬剤部
(認定等) がん専門薬剤師，がん指導薬剤師，緩和薬物療法認定薬剤師等

石川　寛 (いしかわ ひろし)

静岡県立静岡がんセンター薬剤部　専門主査薬剤師

2001年　東京薬科大学薬学部薬学科卒業，2001年　メディオ薬局株式会社，
2004年　静岡県立総合病院，2008年　静岡県立静岡がんセンター薬剤部
(認定等) がん専門薬剤師，がん指導薬剤師，がん薬物療法認定薬剤師，
　　　　緩和薬物療法認定薬剤師，NST専門薬剤師，日本糖尿病療養指導士等

安田　陽子 (やすだ ようこ)

静岡県立静岡がんセンター薬剤部　主任薬剤師

2007年　京都薬科大学薬学科卒業，
2007年　東大阪市立総合病院 (現市立東大阪医療センター)，
2017年　静岡県立静岡がんセンター薬剤部
(認定等) がん専門薬剤師，NST専門薬剤師，日本糖尿病療養指導士

これだけは確認しよう！
経口抗がん薬チェックリスト

2019年3月1日　1版1刷　　　　　　　　　Ⓒ2019

編　者
静岡県立静岡がんセンター薬剤部
（しずおかけんりつしずおか）（やくざいぶ）

発行者
株式会社　南山堂　代表者　鈴木幹太
〒113-0034　東京都文京区湯島4-1-11
TEL　代表 03-5689-7850　　www.nanzando.com

ISBN 978-4-525-77791-3　　定価（本体2,000円＋税）

JCOPY　＜(社)出版者著作権管理機構　委託出版物＞

複製を行う場合はそのつど事前に(社)出版者著作権管理機構（電話 03-5244-5088,
FAX 03-5244-5089, e-mail: info@jcopy.or.jp）の許諾を得るようお願いいたします．

本書の内容を無断で複製することは，著作権法上での例外を除き禁じられています．
また，代行業者等の第三者に依頼してスキャニング，デジタルデータ化を行うことは
認められておりません．